AF833112

echt EMF

Jim Ayag
mit Anita Vetter

Das Herz kennt keine Demenz

Mit Humor und Respekt zu einem würdevollen Umgang mit dem Alter

echt EMF

Alle in diesem Buch veröffentlichten Aussagen und Ratschläge wurden von Autor und Verlag sorgfältig erwogen und geprüft. Eine Garantie kann jedoch nicht übernommen werden, ebenso ist die Haftung des Autors bzw. des Verlags und seiner Beauftragten für Personen-, Sach- und Vermögensschäden ausgeschlossen.

Für die Inhalte der in dieser Publikation enthaltenen Links auf die Webseiten Dritter übernehmen wir keine Haftung, da wir uns diese nicht zu eigen machen, sondern lediglich auf deren Stand zum Zeitpunkt der Erstveröffentlichung verweisen.

Wir haben uns bemüht, alle Rechteinhaber ausfindig zu machen, verlagsüblich zu nennen und zu honorieren. Sollte uns dies im Einzelfall aufgrund der schlechten Quellenlage leider nicht möglich gewesen sein, werden wir begründete Ansprüche selbstverständlich erfüllen.

Die Ereignisse in diesem Buch sind größtenteils so geschehen wie hier wiedergegeben. Für den dramatischen Effekt und aus Gründen des Personenschutzes sind jedoch einige Namen und Ereignisse so verfremdet worden, dass die darin handelnden Personen nicht erkennbar sind.

Bei Fragen zur Produktsicherheit wenden Sie sich an

Edition Michael Fischer GmbH
Kistlerhofstr. 70
81379 München
kontakt@emf-verlag.de

Bei der Verwendung im Unterricht ist auf dieses Buch hinzuweisen.

Die automatisierte Analyse des Werkes, um daraus Informationen insbesondere über Muster, Trends und Korrelationen gemäß § 44b UrhG (»Text und Data Mining«) zu gewinnen, ist untersagt.

MIX
Papier | Fördert gute Waldnutzung
FSC® C145070

echtEMF ist eine Marke der Edition Michael Fischer

1. Auflage
Originalausgabe
© 2025 Edition Michael Fischer GmbH
Covergestaltung: Carolin Mayer, unter Verwendung eines Motivs von Dominik Asbach und © ESB Professional
Redaktion: Doreen Fröhlich
Layout und Satz: Carolin Mayer
Druck und Bindung: GGP Media GmbH, Karl-Marx-Straße 24, 07381 Pößneck

Printed in Germany

ISBN 978-3-7459-2325-4

www.emf-verlag.de

Inhalt

Prolog

Machen Sie mit mir ein Gedankenspiel. Lassen Sie sich einfach darauf ein. Gleich werden Sie einen Text in der Ich-Perspektive lesen. Stellen Sie sich dabei vor, dass Sie dieses »Ich« sind. Vielleicht schließen Sie vor dem Lesen einmal kurz die Augen, atmen tief ein und aus – und dann beginnen Sie auf der nächsten Seite bei »Ich wachte auf«.

Ich sage noch eines vorweg: Es kann sein, dass es ein bisschen gruselig wird. Aber dann denken Sie einfach daran: Das hier sind nur Worte. Die Geschichte, die Sie gleich erleben werden, passiert nicht wirklich. Sie können das Buch jederzeit weglegen. Aber ich hoffe, dass Sie es nicht tun.

Ich wünsche Ihnen viel – jetzt hätte ich beinahe »Spaß beim Lesen« gesagt. Was wünsche ich stattdessen? Vielleicht das hier: Ich wünsche Ihnen Mut zur Veränderung. Kraft für alles, was da ist und was kommt. Und ich wünsche Ihnen ein soziales Netz, das Sie immer auffängt, egal, was auch geschieht.

Ich wachte auf …

… und über mir sah ich den weiß gekalkten Himmel. Ganz schön viel Weiß. Sind Himmel nicht blau? Eine Spinne in den Wolken in der Ecke. Ich atme tief ein und reibe mir über die Augen. Ich muss wohl eingenickt sein. Langsam setze ich mich auf und streiche mit der Hand über die samtene Couch. Ich mag das Geräusch, das dabei entsteht. Also streiche ich noch ein paar Mal. Es erinnert mich an etwas. Ich kann es nicht greifen, aber die viel zu verschwommene Erinnerung fühlt sich irgendwie gut an. Also streiche ich weiter. Hin, her, wusch, wusch, wusch. Plötzlich halte ich inne. Wie spät ist es eigentlich? Ich muss los! Oh nein, ich muss dringend los!

Hastig stehe ich auf und steige in meine Hausschuhe. Ich eile zur Tür. Zumindest habe ich vor mich zu beeilen, aber ich kann mich nur langsam bewegen. Mein Körper ist merkwürdig steif. Und was ist das überhaupt für ein Rock? Das ist doch gar nicht mein Rock! Sieht aus wie von einer alten Frau! Was ist denn hier los? Allmählich wird mir mulmig, und ich blicke mich unruhig um. Da stehen meine Sachen, ja, doch, das sind meine Sachen. Dann halte ich inne. Die Tür. Die Tür! Ich kenne diese Tür nicht. Was ist das für eine Tür?

Vorsichtig nähere ich mich der Tür. Eine Weile stehe ich unschlüssig davor. Dann lege ich meine Hand auf die Klinke und drücke sie sacht herunter. Ich lausche und blicke gleichzeitig durch den Spalt. Nichts. Ein sehr heller Gang. Niemand zu sehen. Leise trete ich hinaus. Ich weiß nicht, in welche Richtung ich laufen soll, also laufe ich einfach irgendwohin. Ich muss vor allem los. Jetzt! Meine rechte Hand streift an der Wand entlang. Die kleinen Erhebungen in der Tapete beruhigen mich. »Ich bin noch da«, scheinen sie mir zuzuflüstern. »Ich auch!«, flüstere ich zurück. Tapeten sind sehr nette Menschen. Ich muss kichern.

Plötzlich biegt etwas quietschend um die Ecke. Oh Gott! Was ist das? WAS IST DAS? Es kommt auf mich zu. Es hat keinen Mund und keine Augen. Es hat gar kein Gesicht! Ich fange an zu schreien. Ich schreie, so laut ich kann. Was ist dieses Ding? Jemand muss mir helfen! Ich bekomme keine Luft. Warum hilft mir niemand? Warum hilft mir denn niemand?

»Jim, komm mal kurz, es ist wieder Frau Tippelkamp!«, höre ich das Monster sagen. Dann kommt ein weiteres Monster um die Ecke.

»Frau Tippelkamp«, höre ich das zweite Monster. »Frau Tippelkamp, setzen Sie sich mal hier hin. Ganz ruhig, meine Liebe. Mein Name ist Jim. Haben Sie keine Angst, schauen Sie mal, das hier«, sagt das Monster und zieht die weiße Haut von seinem Gesicht ab, »ist nur eine Schutzmaske.«

Ach, guck. Das Monster hat doch einen Mund! Und eine Nase.

»Und das hier«, spricht es weiter und zieht einen – ist es ein Helm? – vom Kopf, »ist ein Plastikschild. Das hat sie bestimmt geblendet, nicht wahr? Das sieht ja auch wirklich gruselig aus.«

Wovon spricht dieser Mann? Wer sieht gruselig aus? Überhaupt, wer sind diese Menschen und warum sprechen sie mit mir, als wäre ich bescheuert.

»Danke, es war sehr nett. Aber jetzt muss ich weg«, sage ich und will gehen. Doch dieser Jim lässt sich nicht so einfach abschütteln.

»Das ist gut. Es ist immer gut, wenn man etwas zu tun hat. Darf ich Sie ein Stück begleiten?«

Dann nimmt der Kerl einfach meinen Arm und führt mich den Gang hinunter.

»Frau Tippelkamp, ich habe eine waghalsige Idee. Ich weiß ja nicht, ob Sie dabei sind, aber vielleicht ja doch.« Dieser – wie hieß er noch? – schaut mich verschwörerisch lächelnd an.

»Nun sagen Sie schon, Sie komischer Kauz«, sage ich. Er soll bloß nicht glauben, dass ich ihm vertraue. Er spricht weiter:

»Was halten Sie davon, wenn wir beide zusammen einen Tee trinken und ich schleiche mich in die Küche und stiebitze uns dazu zwei Stückchen Kuchen?«

Mmh. Gar keine so schlechte Idee. Kuchen könnte ich schon vertragen.

»Na gut«, brumme ich. Ich kann ja danach noch weg.

»Wunderbar«, sagt der Mann. »Dann setzen Sie sich doch schon einmal in Ihr Zimmer und ich bin gleich bei Ihnen.«

Als er die Tür hinter mir schließt, gehe ich lauschen.

»Traue niemandem, es kann sein, dass sie dir etwas vorspielen!«, hat meine Mutter immer schon gesagt. Ich höre eine gedämpfte Stimme:

»Ja, Frau Tippelkamp ist wieder in ihrem Zimmer. Ich weiß, es wird nicht lange dauern, bis sie wieder loslaufen will.« Ich höre eine weitere Stimme, aber ich kann sie nicht verstehen.

»Nein, ich weiß auch nicht, was wir machen sollen. Wir müssen sie im Auge behalten. Die ganze Zeit. Aber ich weiß auch nicht, wie.«

Diese Frau Tippelkamp hat wohl nicht alle Murmeln beisammen, denke ich und setze mich auf die Couch. Dabei streicht meine Hand über den Stoff – wusch. Das fühlt sich gut an. Wusch. Woran erinnert mich das? Wusch. Wusch. Wusch. Oh Gott, wie spät ist es eigentlich? Ich muss los!

Herzlich willkommen zurück. Wären wir jetzt in einer Yoga-Klasse, würde ich sagen: »Öffnen Sie die Augen und kommen Sie langsam wieder im Raum an.« Für ein Buch nicht ganz der richtige Satz. Aber ich frage dennoch: Wie ging es Ihnen bei diesem kurzen Ausflug in die Welt einer Demenzkranken? Als 75-jährige Bewohnerin in der stationären Langzeitpflege litten Sie an fortgeschrittener Demenz, aber bis zum Endstadium wären es noch einige Schritte. Sie wussten, wer sie sind, auch wenn Ihnen nicht klar war, wie alt Sie sind. Sie hatten Erinnerungen, die Sie nicht greifen konnten. Sie wussten nicht, wo Sie sind. Als Sie auf den Gang heraustraten, waren Sie verunsichert und suchten deshalb Halt in dem Gefühl, das die Raufasertapete in Ihnen auslöste. Aber dann kamen die Monster. Das waren natürlich nur meine Kollegin und ich – eingehüllt in Schutzkittel, Handschuhe, Mundschutz und Gesichtsvisier. Aufgrund Ihrer bereits sehr eingeschränkten kognitiven Fähigkeiten konnten Sie das aber nicht erkennen. Für Sie kamen da Monster um die Ecke, die sich im schlimmsten Fall noch mit irgendwelchen starken Gefühlen aus Ihrer Vergangenheit verknüpft haben – und deshalb schrien Sie um ihr Leben.

Sie konnten nicht verstehen, warum niemand auf den Gängen war und wussten nicht, dass Sie selbst nicht rausgehen sollten. Was »Lockdown« bedeutet, konnten Sie nicht verstehen. Die Gefühle, die Sie in dieser Stunde erlebt haben, reichten von Verwirrung über Panik bis hin zu Todesangst. Und das war nur eine Stunde. Der Lockdown ging Monate.

Schon klar, niemand will mehr von der Pandemie hören. Doch wenn die Pandemie eines gezeigt hat, ist es das: Die schwächsten Mitglieder unserer Gesellschaft wurden komplett vergessen. Die, die niemanden mehr haben, manchmal sogar nicht einmal mehr sich selbst. Aber wir haben sie nicht erst seit der Pandemie vergessen, sondern schon lange davor. Sie sind so dermaßen in Vergessenheit geraten, dass mit Recht behauptet werden kann: Was unsere Ältesten angeht, sind wir selbst diejenigen, die an Demenz leiden. Und zwar im Endstadium.

Ausbaden mussten es die Betroffenen, die jeden Tag die oben genannten Gefühle durchleiden mussten. Verwirrung. Angst. Todesangst. Panik. Jeden Tag. Denn es ist nicht möglich, Menschen mit Demenz Isolationsmaßnahmen zu erklären. Selbst nach sehr sensibler, einfacher Erklärung konnten sie es weder verstehen noch umsetzen.

Viele Menschen mit Demenz entwickeln eine Hinlauftendenz wie in unserem kleinen Gedankenexperiment. Sie verspüren den großen Drang zu laufen. Immer weiter. Was macht man mit solchen Menschen, die nicht verstehen können, warum sie besser im Zimmer bleiben sollten? Einsperren? Das ist zum Glück eine freiheitsentziehende Maßnahme und damit rechtlich nicht erlaubt. Aber was dann?

Ich sage es Ihnen: Wir haben einfach unser Bestes gegeben. In vollem Wissen, dass es nicht genug ist. Denn ohne entsprechende Notfall- oder überhaupt irgendwelche Pläne waren wir absolut machtlos. Wir waren hilflos. Und weil wir sie nicht aufhalten konnten, wurden manche Menschen mit Demenz und Hinlauftendenz auf diese Weise tatsächlich zu Superspreadern.

Die Pandemie ist vorbei. Zumindest diese eine. Doch geändert hat sich – Sie erraten es schon: nichts. Es ist, als hätten wir in eine riesige Lagerhalle hinein um Hilfe gerufen. Aber zurück kam nichts als ein Echo. Und ganz leise hörte man von irgendwoher ein Klatschen.

Aber das wird sich rächen. Und das sage ich nicht, weil ich schadenfroh wäre. Ich bin einfach nur realistisch. Wir steuern auf eine riesige Katastrophe zu, die in unserer Geschichte – soweit ich weiß – einzigartig ist: Der demografische Wandel wird unserem Gesundheitssystem, das eh auf dem Boden liegt und bereits angezählt ist, den K. O.-Schlag verpassen.

Wir haben längst keine Alterspyramide mehr. Vielleicht eher ein Trapez. Es werden immer weniger Kinder geboren. Dafür steigt die Zahl der Älteren deutlich. Eine laut statistischem Bundesamt »besonders stark wachsende Gruppe sind die Hochbetagten«[1]. Die Pflegekasse kann das nicht abfangen. Und weil »Wirtschaftlichkeit« in einem kapitalistischen System nun einmal das höchste Gut ist, schließen immer mehr Alten- und Pflegeheime, was die Situation noch weiter verschärft. Es ist, als radelten wir ohne Helm und mit voller Absicht auf einen Abgrund zu. Und sind dann schockiert, wenn wir tatsächlich abstürzen. Aber – und das ist die gute Nachricht – es ist noch nicht zu spät. Noch können wir abbremsen, den schlimmsten Sturz abfangen, indem wir lernen uns abzurollen. Aber mal ganz ohne Metaphern: Es gibt Möglichkeiten. Die verhindern, dass Menschen leiden werden. Es gibt bereits Projekte, Ideen, Visionen – aber wir müssen uns alle darum kümmern. Es reicht nicht mehr, darauf zu hoffen, dass sich irgendjemand verantwortlich fühlen wird. Es geht uns alle an, denn schon bald werden wir alle mindestens einen Pflegefall in der Familie haben – mit hoher Wahrscheinlichkeit mit einer Demenzerkrankung – und wir werden uns selbst um diese Person kümmern müssen.

1 Quelle: https://www.destatis.de/DE/Themen/Querschnitt/Demografischer-Wandel/Aeltere-Menschen/bevoelkerung-ab-65-j.html#:~:text=Die%20Bev%C3%B6lkerungsentwicklung%20zeigt%20diese%20Alterung,Jahr%202022%20deutlich%20schneller%20gestiegen. [zuletzt abgerufen 18.12.2024]

Weil das Gesundheitssystem es nicht mehr kann. Jeder von uns wird sich mit Dingen wie »Hinlauftendenzen« auseinandersetzen müssen – und wir müssen unsere Gesellschaft und unser System auf die stetig wachsende Zahl von Betroffenen auslegen. Oder wir radeln mit Vollgas in besagten Abgrund.

Steigen Sie mit mir vom Rad?

Frau Tippelkamp oder: Pflege ist Leben!

Wahre Geschichten

Als angehender Altenpfleger oder angehende Altenpflegerin bekommt man in der Examensprüfung ein oder mehrere Fallbeispiele vorgesetzt. Dabei handelt es sich jeweils um eine fiktive Person, bei der es bestimmte Symptomatiken gibt, die man erkennen und auf Grundlage derer man zum Beispiel eine Pflegeplanung schreiben muss. Die Personen aus den Fallbeispielen gibt es in der Realität nicht – und doch beruhen ihre Geschichten auf wahren Begebenheiten, von denen die Pflegeschüler:innen lernen.

In meinem Buch werde ich Ihnen auch viele solcher Geschichten erzählen. Sie drehen sich allesamt um eine Person, die es nicht gibt, die aber trotzdem in ihrer fiktiven Form existiert:

Frau Tippelkamp. Frau Tippelkamp ist im Prinzip ein Fallbeispiel für die stationäre Langzeitpflege – von mir für Sie. Es gibt sie auch schon länger: Wenn ich in den sozialen Medien über meine Arbeit erzähle, drehe ich häufig kleine Videos, in denen man mich sieht, wie ich mit Frau Tippelkamp spreche. Mittlerweile hat die Gute schon eine ordentliche Fangemeinde. Das ist auch kein Wunder, denn Frau Tippelkamp muss man einfach lieben.

Mit Frau Tippelkamp hält das Lachen Einzug in ein Thema, über das wir wenig lachen. Pflege ist schließlich kein Spaß, oder? Ich sage Ihnen was: Pflege ist Leben! Mit allem Drum und Dran – und zwar für die Bewohner:innen selbst, aber auch für professionell Pflegende sowie An- und Zugehörige. Und »Leben« schließt alles ein, von Trauer über Langeweile bis Lachen. Deshalb darf hier natürlich auch gelacht werden. Es passieren in der Pflege so viele Emotionen gleichzeitig, manchmal ändern sie sich von Tür zu Tür: Hinter einer werden Fotos vom neugeborenen Enkel herumgezeigt, und direkt nebenan macht jemand gerade seine letzten Atemzüge. Als professionell Pflegende müssen wir blitzartig mit diesen Extremen umgehen. Das beste Ventil, um das alles zu verarbeiten, ist, über alltägliche Slapstick-Situationen so herzlich zu lachen, wie wir nur können – und zwar mit den Bewohner:innen, niemals über sie.

Wenn sie unbewusst witzige Dinge tun und sagen, lachen wir natürlich nicht sofort, damit sie sich nicht ausgelacht fühlen. Wir erzählen uns aber hinterher gerne von den rührenden und niedlich-witzigen Eigenarten und Situationen. Das beginnt dann gerne mit den Worten: »Du glaubst nicht, was Frau XY heute gesagt hat …« Das ist niemals ein Lustigmachen, sondern ein Lachen aus Zuneigung zu ihnen. Frau Tippelkamp und ich laden Sie deshalb herzlich dazu ein, mitzulachen. Lachen hilft, sich immer daran zu erinnern, dass wir leben und Spaß haben können. Sogar – oder besonders dann –, wenn die Umstände auch mal weniger gut sind.

Dass ich Frau Tippelkamp erfunden habe, hat natürlich datenschutzrechtliche Gründe. Aus denselben Gründen habe ich die Geschichten, von denen Sie lesen werden, an wesentlichen Stellen so verändert, dass keine Rückschlüsse auf reale Personen gezogen werden können. Wer hinter den Geschichten steckt, spielt auch gar keine Rolle. Es geht mir um einen ganz anderen Blickwinkel: Diese Geschichten sind wir alle! Sie können schließlich bei manchen früher, bei anderen später unsere eigenen werden, die der Menschen, die wir lieben, und auch von uns selbst.

Stellen Sie sich also Frau Tippelkamp vor, wie Sie möchten: als Frau, als Mann, als Ihre Mutter, Ihren Vater, eine:n Freund:in, Schwester, Bruder – oder wechseln Sie einfach immer mal durch. Das überlasse ich ganz Ihnen. Vielleicht entdecken Sie hin und wieder sogar etwas von Ihnen selbst in der Person, die schon so viele Herzen erreicht hat. Ich hoffe jedenfalls sehr, dass Frau Tippelkamp und ihre vielen Leben Sie genauso berühren werden, wie sie das bei mir bis heute jeden Tag tun – und weshalb sie für mich immer unvergesslich bleiben werden.

1

ALLES – nur nicht Altenpflege!

Als ich noch nichts darüber wusste, außer dass es schrecklich ist

Kennen Sie den Film *Der seltsame Fall des Benjamin Button* von 2008 mit Brad Pitt? Die Handlung ist tatsächlich seltsam, denn Benjamin Button hat bei der Geburt zwar die Größe eines Babys, sieht aber aus wie ein Greis. Er hat auch alle möglichen altersbedingten Gebrechen. Es passiert unglaublich viel mehr, aber worauf ich hinauswill, ist: Benjamin Button verbringt in der Geschichte seine ersten 17 Jahre in einem Altenheim. Ungefähr so können Sie sich meine Kindheit vorstellen. Aber starten wir von vorne.

Mein Vater kam 1975 von den Philippinen nach Deutschland. Er arbeitete als Altenpflegehelfer und lernte meine Mutter – Überraschung! – während der Arbeit im Altenheim kennen. Sie dürfen raten, was meine Mutter beruflich macht. Altenpflegehelferin. Eines kam zum anderen: Die beiden verliebten sich ineinander, und 1985 kam dann ich zur Welt. Funfact: Nein, ich wurde nicht im Altenheim gezeugt. (Zumindest hoffe ich das.)

Ich wohnte zwar nicht wie Benjamin Button in einem Altenheim. Aber mein Leben drehte sich viel um die Pflege. Nahezu sämtliche Mitglieder meiner Familie, die Freunde meiner Eltern, kurz: Alle erwachsenen Menschen um mich herum arbeiteten im Pflegebereich. Wenn ich an meine Kindheit in diesem Umfeld denke, erinnere ich mich überwiegend an gute Dinge. So waren wir im Sommer regelmäßig im Schrebergarten meines Patenonkels und feierten Grillpartys. Eingeladen waren immer alle Arbeitskolleg:innen samt Kinder. Für mich war das jedes Mal großartig, denn was gibt es Schöneres, als im Sommer mit ungefähr Gleichaltrigen durch die Kleingartenanlage zu ziehen und danach Gegrilltes mit Ketchup zu essen? Auch liebte ich meinen Patenonkel und meine Cousinen, die ebenfalls alle philippinisch waren. Wenn wir am Tisch saßen, alle laut durcheinanderredeten, Gitarre spielten und sangen oder den Geschichten der Erwachsenen lauschten, war einfach alles gut. Ich weiß noch, dass ich öfter dachte: *Wo meine Eltern und mein Onkel arbeiten, muss es echt toll sein.* Die lustigen Grillabende mit all den Kolleg:innen ließen darauf schließen. Da musste man kein Sherlock Holmes sein.

Woran ich mich auch sehr gerne zurückerinnere, sind die Sommerfeste, die vom Altenheim organisiert wurden. Meine Cousine Catherine und ich spielten dabei nämlich eine (aus unserer Sicht) tragende Rolle, denn: Wir waren der Showact schlechthin. Zu den Klängen von Christina Aguileras *Come on over* tanzten wir eine zuvor lange einstudierte Choreografie. Dafür wurden wir von den Bewohner:innen so sehr gefeiert, dass wir uns dort, mitten auf der Sommerterrasse, vorkamen wie Superstars. Für die Zuschauer:innen waren wir das wohl auch.

Während unserer Sommerferien nahmen meine Geschwister und ich an den Ausflügen teil, die vom Altenheim für die Bewohner:innen organisiert wurden. Es gibt Fotos von mir, wie ich alte Leute im Rollstuhl durch den Dortmunder Zoo schiebe. Auch während der Schulzeit spielte sich unser Leben rund um das Heim ab. Nach der Schule gingen wir dorthin, warteten, bis ein Elternteil Schichtende hatte, und fuhren dann gemeinsam nach Hause. In der Zwischenzeit machten wir in den Aufenthaltsräumen Hausaufgaben oder spielten draußen im Heimgarten. Eigentlich war mein Weg in den Pflegeberuf nicht nur geebnet, sondern schick asphaltiert, fast schon eine Allee. Aber jetzt kommts: Absolut niemand – weder meine Eltern, meine Geschwister, Onkel, Tanten, Cousinen, Familienfreund:innen oder Bekannte – traute mir zu, in die Pflege zu gehen. Warum? Das lässt sich einfach erklären: Weil ich sehr pingelig war. Oder um es anders auszudrücken: mi-mi-mi. Ich habe mich vor wirklich vielen Dingen geekelt und war als Kind sehr weich und sensibel, körperliche Arbeit war nicht so mein Ding. Von Anfang an war allen klar: Bevor der Junge Pfleger wird, friert die Hölle zu. Aber auf der anderen Seite hat es auch nie jemand von mir verlangt. Nicht ein einziges Mal in meinem Leben hörte ich vonseiten meiner Familie den Rat, wie sie auch in die Pflege zu gehen. Ganz im Gegenteil, es hieß eher: »Mach das nicht, das ist nichts für dich.« Nachdem ich bei den Festen meiner Kindheit noch dachte, die Jobs der Erwachsenen in meinem Umfeld sind so toll, musste ich mein Urteil spätestens als Teenager revidieren. Und stimmte ihnen zu. Allein die Vorstellung, anderen Menschen Essen anzureichen oder sie zu waschen, nein, das war einfach nichts für mich! Es gab auch andere Aspekte des Pflegeberufs, die ich nicht besonders erstrebenswert fand. Denn neben den ganzen schönen Erinnerungen waren da auch die Schattenseiten als Kind professionell Pflegender. So war ich schon früh ein Schlüsselkind. Meine Eltern arbeiteten schließlich beide in drei Schichten, was bedeutete, dass sie zu allen möglichen Tages- und Nachtzeiten nicht da waren oder Schlaf nachholten. Aus diesem Grund war es meine ältere Schwester, die überwiegend auf uns Kinder aufgepasst hat.

Während eines typischen Mittag- oder Abendessens in unserer Familie drehten sich die Gespräche immer um die Altenpflege: Was war in der letzten Schicht passiert, wie ging es den Bewohner:innen, dazu die medizinischen Notfälle – man musste schon einen Magen aus Beton haben, wenn man bei uns zu Hause noch mit Appetit essen konnte. Pflegerische Themen sind meist einfach nicht sonderlich angenehm. Am Tisch hatte ich oft das Gefühl, ich säße in der Schichtübergabe des Pflegeheims. Bei uns war das komplett normal.

Warum ich also immer gesagt habe »Never ever gehe ich in die Altenpflege«? Aus so ziemlich den gleichen Gründen, aus denen meine Familie dachte, es wäre einfach nichts für mich: die körperliche Arbeit, Intimpflege bei fremden Menschen, die Schichtarbeit. Selten ist man zu Hause, und das Stresslevel ist hoch, nicht nur, was die Arbeit an sich angeht, auch der Organisationsaufwand drumherum ist nicht ohne. Ich trug alle Vorurteile gegenüber der Altenpflege in mir, die ich heute so oft an Menschen wahrnehme, die nicht in dieser Branche arbeiten. Es war mir nicht modern genug, nicht fancy, schon das Wort »Altenpflege« triggerte mich enorm. Und trotz all der schönen Berührungspunkte, die ich in meiner Kindheit und Jugend mit diesem Berufszweig hatte, konnte ich mir eines nicht einmal im Ansatz vorstellen: Dass diese Arbeit Freude machen oder sogar witzig sein konnte.

Als Teenager hatte ich wie so viele ziemliche Orientierungsprobleme. Ich wusste beruflich so gar nicht, wohin. Dabei habe ich vieles ausprobiert. Zweimal versuchte ich mich in der Friseurbranche, zog es aber beide Male nicht durch. Ich arbeitete im Einzelhandel, aber das erfüllte mich nicht. Ich träumte eine Weile davon, Fremdsprachenkorrespondent zu werden, und besuchte dafür eine Schule in Wattenscheid. Aber auch das schmiss ich wieder hin, weil ich gegen die bilingual unterrichtete Betriebswirtschaftslehre mit vollem Anlauf wie gegen eine Wand rannte. Zahlen waren einfach nicht meins. Eine andere Idee war, Steward werden und am Flughafen arbeiten. Long story short: Auch das war es nicht. Meinen eigentlichen Kindheitswunsch, Musicaldarsteller zu sein, nahm ich nie in Angriff, obwohl ich das Tanzen liebte, auf den großen Bühnen stehen und um die Welt reisen wollte. Heute bin ich froh, dass ich in diese Richtung nie einen Versuch unternahm. Das unsichere Künstlerleben in der heutigen Zeit wäre wohl für mich auch nichts gewesen.

Als wäre das berufliche Hin und Her nicht schon genug, kam noch meine sexuelle Orientierung hinzu. Auf die Frage, wer in seinem Leben als junger Erwachsener so viel Verwirrung wie möglich haben wollte, musste ich an irgendeiner Stelle mal so richtig laut »Hier, ich!« gerufen haben. Lange Zeit wusste ich nicht, wohin mit mir.

Während ich als Teenager und Anfang Zwanzigjähriger noch allein in meiner Verwirrungssuppe rührte, kam mit den Jahren der gesellschaftliche Druck meist in Form einer ganz bestimmten Frage hinzu: »Was machst du beruflich?« Dicht gefolgt von der kleinen Schwester aller blöden Small-Talk-Fragen: »Und, was hast du so gelernt?« Ich empfand es immer als ungeheuer schlimm, darauf angesprochen zu werden. Was sollte ich schon sagen außer »Nichts«? Es war mir unfassbar peinlich. Jedes Mal wünschte ich mir, der Boden möge sich unter mir auftun. Ich wollte dann einfach nur verschwinden. Ich hatte keine abgeschlossene Berufsausbildung, nur lauter lose Enden. Ein Abi hatte ich auch nicht, studieren fiel also flach. Mit Mitte 20 zurück in die Schule, um das Abi nachzuholen, kam für mich nicht infrage. Es dauerte eine ganze Weile, bis mir klar wurde, dass manche Menschen eben etwas länger brauchen, um ihren Weg zu finden. Lange habe ich mich selbst lieber dafür fertiggemacht, dass es bei mir nicht so lief wie bei gefühlt allen anderen, die direkt nach der Schule wussten, was sie mit ihrem Leben anfangen wollten.

Also blieb ich orientierungslos und probierte 1000 Dinge aus. Eines war aber so felsenfest sicher wie das Amen in der Kirche: dass ich nicht in die Pflege gehen würde. Als ich meinen heutigen Ehemann kennenlernte und wir über eine solche Option sprachen, sagte auch er: »Nein, ich glaube nicht, dass Pflege was für dich ist.« (Sie werden lachen, wenn ich Ihnen sage, was er beruflich macht: Er arbeitet in der Altenpflege! Natürlich.) Ich kann weder ihm noch meiner Familie für diese Einschätzung einen Vorwurf machen, ich war schließlich selbst überzeugt davon. Niemand – auch ich selbst nicht – wusste, was in mir steckt. Ich hatte es auch nie gezeigt. Allein der Gedanke an die drei Jahre Pflegeausbildung ließ mich schaudern. Nein, das war nie und nimmer etwas für mich. Wie Benjamin Button hatte ich im handlungsfähigen Alter mein Elternhaus verlassen und verschwendete keinen weiteren Gedanken mehr an Altenheime.

Bis ich dann doch in diesem Beruf landete, die Altenpflege zu einem wichtigen Teil meines Lebens wurde und ich darin meine komplette und mehr als nur berufliche Erfüllung fand.

②

»Kommse mit, zu Frau Schmidt …«

Erste Schritte

»… übern Zaun, Äppel klaun!«, vollendete Frau Tippelkamp den Satz fröhlich und folgte mir mit ihrem Rollator. Mit diesem Spruch bekam ich sie so gut wie immer. Selbst wenn sie zuvor noch unbedingt in die falsche Richtung hatte gehen wollen.

»Und, hamse früher auch mal Äpfel geklaut, Frau Tippelkamp?«, fragte ich.

»Na klar, was denkst du denn? Das haben wir alle gemacht!« Frau Tippelkamp grinste verschmitzt.

Diese Frau Tippelkamp wohnte auf der gerontopsychiatrischen Abteilung eines Seniorenheims im Rheinland. Als ich dort insgesamt fünf Jahre als Alltagsbegleiter arbeitete, war das Seniorenheim ein großer Bau aus den 70er-Jahren mit Krankenhausflair, alten Fliesen, langen Balkonen außenrum und dem Zischen des Windes innendrin. Aufgeteilt war das Wohnheim in zwei Wohnkomplexe mit jeweils mehreren Wohnbereichen und insgesamt über 200 Wohnplätzen. Seit der Sanierung ist das Altenheim modern, offen und hell gestaltet. Es ist ein Ort, an dem die Bewohner:innen sich ein neues Zuhause einrichten und genießen können. Doch trotz des früheren Krankenhausflairs liebte ich diesen Ort schon von Tag eins an. Und so war es dazu gekommen:

Die philippinische Kultur und das Sprungbrett

»Niemals. Ich geh nicht in die Pflege!«, wiederholte ich zum ... ach, wer zählt schon mit.

»Aber mit Pflege hat das gar nichts zu tun. Du machst die ganzen pflegerischen Dinge nicht. Man kümmert sich um die alten Leute und leistet ihnen Gesellschaft. Für alles andere gibt es die Pfleger:innen. Besser als jetzt ist es allemal.«

Eines musste man meinem Mann Markus lassen: Wo er recht hatte, hatte er recht. Zum Zeitpunkt dieses Gesprächs, es war das Jahr 2011, war ich schon länger auf der Suche nach einer Ausbildung, und mir war klar geworden: Ich muss mein Leben endlich in die Hand nehmen! Nur wusste ich immer noch nicht, wie ich das anstellen sollte. Aber wenn Markus meinte, dass Alltagsbegleitung nichts mit Pflege an sich zu tun hatte, war es ja eine Überlegung wert, oder? Ich entschied: Na gut. Ich wollte einen Job, ich brauchte Geld, eine Krankenversicherung und vor allem: etwas zu tun. Ein Pluspunkt war, dass ich für die Alltagsbegleitung keine Ausbildung brauchte, einzig eine dreimonatige Qualifikation mit einer Prüfung am Ende. Das sollte zu schaffen sein. Und auch wenn ich mich immer gegen Altenpflege gesträubt habe, hatte das hauptsächlich mit dem zweiten Teil des Wortes zu tun – »Pflege«. In erster Linie dachte ich hier an die physische Belastung und halt die Körperpflege an sich. Gegen ältere Menschen habe ich nichts, ganz im Gegenteil: Ich umgebe mich sogar gerne mit ihnen. Das war schon immer so und hat auch einiges mit meiner Herkunft zu tun.

Auf den Philippinen, von wo ja mein Vater kommt, ist es total normal, in der Pflege zu arbeiten. »Nurse« ist sogar DER Beruf schlechthin. Das macht irgendwie jeder dort, was sich ja auch auf der ganzen Welt herumgesprochen hat. Sieht man einen Filippino oder eine Filippina, denken viele Menschen: »Ja, also dieser Krankenhausstyle passt irgendwie.« Es passt, weil es wirklich ein gängiges Bild ist. Auf den Philippinen studieren viele Einheimische Pflege, um dann im Ausland zu arbeiten und das verdiente Geld nach Hause zu schicken. Das ist bekannt, das macht man auf den Philippinen eben so.

Nun ist es aber nicht so, dass die Pflege dort so ein angesehener Beruf ist, weil man damit irgendwo anders gutes Geld verdienen kann. Es ist so, weil die Alten in der philippinischen Gesellschaft einen komplett anderen Stellenwert haben als bei uns in Deutschland. Je älter du auf den Philippinen wirst, desto größer wird der Respekt, der dir von der Familie oder auch von allen anderen in deinem Umfeld entgegengebracht wird. So habe ich das auch von Kindesbeinen an gelernt. Ältere Menschen haben sehr viel Lebensweisheit, sie haben jahrelang für ihre Familien oder die Gesellschaft gearbeitet, sie werden respektiert und genauso gepflegt und geschützt wie die Jüngsten unter uns.

Das Witzige an der Sache ist, dass Pflegekräfte auf den Philippinen ganz anders arbeiten, als sie es beispielsweise hier in Deutschland tun. Als mein Vater herkam, war er total entsetzt, dass er die Bewohner:innen waschen sollte. Er fragte sich: »Was?! In einem so privilegierten Land? Wo sind denn die Familien? Warum machen die Angehörigen das denn nicht?«

Pflegekräfte auf den Philippinen sind nur für die Umsetzung der ärztlichen Anweisungen zuständig. Alles andere erledigen die Familien selbst. Sie kommen ins Krankenhaus, waschen ihre Angehörigen und bringen ihnen Essen. Das ist auch keine Bürde, denn die Familie ist das wichtigste Gut, und die Alten stehen in ihrem Zentrum. Mein Vater hatte einen richtigen Kulturschock. Er kam aus einem Land, in dem der Pflegeberuf hoch angesehen ist, und war nun irritiert darüber, dass er auf einmal Körperpflege betreiben muss. Nicht, dass er sich zu schade dafür gewesen wäre. Aber so, wie er es kannte, ist Körperpflege eben Familiensache. Deshalb bleibt auch immer ein Kind – meistens das jüngste – in der Heimat, wenn es erwachsen ist. Seine Aufgabe ist es, sich um die Eltern zu kümmern, wenn sie alt werden. Dieses Kümmern um die vorige Generation ist in der Kultur tief verankert. Sie werden einfach mitbedacht.

Dass alte Menschen mir wichtig sind, steckt also schon in meiner halben Genetik. Ich finde es schockierend, wie Alte in großen Teilen der Welt ausgegrenzt werden. Viele sind einsam, werden aufs Abstellgleis geschoben, vernachlässigt und als gesellschaftlich unwichtig angesehen. Sie haben keine Funktion, keine Aufgabe mehr. Die Rente reicht oft nicht zum Leben. Deshalb leuchten viele alte Menschen mit Taschenlampen in Mülleimer und sammeln Flaschen. Wie erbärmlich ist dieses Bild in einem Sozialstaat, in dem wir doch leben.

Anstatt die Alten gesellschaftlich zu schützen, vergessen und diskriminieren wir sie. Wir grenzen sie aus, gerade wenn Pflegebedürftigkeit eintritt. Vielleicht haben sie Glück, und es gibt eine Familie, die sich weiterhin um sie kümmert. Pauschal können wir jedoch festhalten: Alt und pflegebedürftig zu sein ist in unserer Gesellschaft nicht gut. An diesen Punkt will wirklich keiner kommen. Und doch werden viele von uns irgendwann dort landen, denn dass wir immer älter werden, dass auch unsere Gesellschaft immer älter wird und mehr Pflege in Anspruch wird nehmen müssen (wofür es nicht ausreichend Personal geben wird), ist eine Entwicklung, mit der wir alle uns auseinandersetzen werden müssen.

Ich bin dankbar, dass ich die philippinische Denkweise, dass Altsein ein Privileg ist, von Kindheit an mitbekommen habe. Eigentlich könnten wir doch alle froh sein, dass es alte Menschen gibt, die uns aus ihrem Leben erzählen und von deren Erfahrungen wir lernen könnten. Aber: Konjunktiv, wie gesagt.

Ein anderer Aspekt der philippinischen Kultur ist das Thema Dankbarkeit. Auch das wurde mir mit auf den Weg gegeben (wenngleich ich meinen deutschen Teil manchmal daran erinnern muss). Wir verlieren uns gerne in einer negativen Sicht auf die Dinge. Wir schauen auf den Kratzer im Lack, anstatt uns zu freuen, dass das Auto noch fährt. Wir meckern und meckern.

Und ehrlich gesagt: Wir meckern gerne! Auf Arbeit, zu Hause – und besonders gerne auf Social Media. Früher war alles besser, früher war mehr Lametta, heute wird nur noch dies und das gemacht ... und überhaupt. Ich sehe so viel Undankbarkeit, auch in der Pflegebranche. Und klar: Da ist einiges im Argen. Wie übrigens in jeder anderen Branche auch. Doch: Wir schätzen so selten, was wir haben, und schauen lieber auf das, was uns zu fehlen scheint. Es gibt ganz andere Arbeitssituationen für die Pflege, da muss ich nicht in die philippinischen Slums fahren, um das zu wissen. Wir hier in Deutschland (und auch in Österreich und der Schweiz) haben so vieles, was die meisten Menschen auf der Welt nicht haben. Was nicht bedeutet, dass wir nichts verbessern oder einfordern dürfen. Aber vielleicht mit ein bisschen weniger Gemecker? Zum Beispiel mit mehr Lachen, mehr Wertschätzung und mehr Systematik? Doch dazu später mehr. Wir stehen ja noch ganz am Anfang meiner Geschichte. Halten wir fest: Ich bin sehr dankbar, dass ich in zwei unterschiedlichen Kulturen aufwachsen durfte.

Meine philippinische Seite jedenfalls fand an der Idee, mit alten Menschen zu arbeiten, großen Gefallen. Weil ich mich gegen Pflege an sich noch entschieden sträubte, kam mir der Job als Alltagsbegleiter mit jeder Minute großartiger vor. Bingo spielen, in den Zoo gehen, ein bisschen vorlesen, wie schwer konnte das sein? Dazu noch in Gesellschaft von Menschen, die von einem langen Leben berichten konnten ... perfekt! Ich sah mich schon Markus morgens zurufen: »Honey, ich geh arbeiten spielen!«

Ganz so, sollte sich später herausstellen, war es natürlich nicht.

Wenn Sie bisher nicht viel mit dem Thema Altenpflege in Kontakt gekommen sind, wissen Sie möglicherweise nicht genau, was Alltagsbegleitung ist. Das wissen tatsächlich die wenigsten. Auch ich hatte es nicht gewusst, obwohl ich ja quasi im Altersheim aufgewachsen bin.

Die Gesetzgebung hat sich irgendwann gedacht: Menschen in der teil- und stationären Langzeitpflege haben einen erhöhten Betreuungsbedarf. Also müssen Stellen zur Verfügung gestellt werden, damit die Betreuung individueller gestaltet werden kann. Und diese Stellen sind refinanziert, das bedeutet: Sie kosten den Pflegesektor nichts. Das regelt der Paragraf 43b im Sozialgesetzbuch (vorher 87b).[2] Auf der Website des Bundesgesundheitsministeriums wird das so begründet: »Menschen in der stationären Pflege werden durch zusätzliche Betreuung und Aktivierung mehr Zuwendung, mehr Austausch mit anderen Menschen sowie ein besseres Teilnehmen am Leben in der Gemeinschaft ermöglicht. Die Kosten für diese Leistungen werden im vollen Umfang von der Pflegeversicherung getragen, indem sogenannte zusätzliche Betreuungskräfte finanziert werden.«[3]

Gesteuert werden die Alltagsbegleiter:innen über den Sozialen Dienst, der ein sehr wichtiger Teil für die stationäre Langzeitpflege ist, um ganzheitliche Pflege überhaupt zu ermöglichen. Oft denken Menschen, dass Pflege immer nur etwas ist, was mit Waschen zu tun hat. Aber alte Menschen haben ja nun mal auch Bedürfnisse, die außerhalb der Körperpflege stattfinden. Gerade die psychosoziale Betreuung hat die Gesellschaft

2 https://www.gesetze-im-internet.de/sgb_11/__43b.html

3 https://www.bundesgesundheitsministerium.de/themen/pflege/online-ratgeber-pflege/leistungen-der-pflegeversicherung/vollstationaere-pflege-im-heim.html

nicht immer so auf dem Schirm, zum Beispiel Gruppenangebote wie Bingo und Kegeln, Gesellschaftsspiele, Spaziergänge, Ausflüge, Urlaubsbegleitung oder Friedhofsfahrten. Für genau diese Betreuung sind die Alltagsbegleiter:innen da.

Wenige Tage und viele Gedanken später klopfte ich an die Tür meines Sachbearbeiters beim Arbeitsamt und erzählte ihm von der Idee. Nachdem ich geendet hatte, schaute er mich kurz an, dann tippte er auf seiner Tastatur herum und leitete alles in die Wege. Bis heute weiß ich noch, was er damals zu mir sagte, bevor ich am Ende aus der Tür rausging: »Diese Alltagsbegleitung, das wird ein Sprungbrett für Sie sein.«

Das wurde es dann auch wirklich. Damals aber konnte ich mir das noch nicht so recht vorstellen. Ich lächelte und nickte, dachte aber nur: *Ja, fragt sich nur, wohin?*

Der Schal

Um Alltagsbegleiter zu werden, musste ich eine dreimonatige Qualifikation absolvieren. Die meiste Zeit verbrachte ich hierfür in der Schule und lernte alles über den Umgang mit älteren Menschen und altersbedingten Krankheitsbildern. Ein paar Wochen dieser drei Monate war ich aber auch mitten im Spiel – im Rahmen eines Praktikums direkt in einem Altersheim. Das Praktikum ist ein Pflichtteil, um den man sich selbst kümmern muss. Als mich der Soziale Dienst des Seniorenheims zum Vorstellungsgespräch einlud, war ich ultranervös. Für mich hing von diesem Praktikumsplatz mehr als eine ganze Menge ab. Dementsprechend noch viel nervöser war ich, als der Tag dann gekommen war und ich mit meiner Bewerbungsmappe in den

Raum trat, in dem der Chef des Sozialen Dienstes und seine Stellvertreterin saßen. Meine Erfahrung in Sachen Vorstellungsgespräche war nicht besonders groß, dementsprechend schwitzig waren meine Hände.

»Guten Tag, Herr Ayag!«, sagte der Chef des Sozialen Dienstes und streckte mir seine Hand entgegen. Ich hatte keine Wahl, ich musste schweißnass einschlagen. Schon als ich mich anschließend an den runden Tisch setzte, spürte ich, wie sich nun auch auf meiner Stirn Schweißtropfen formierten. Ich fürchtete, sie hatten noch große Pläne.

Die supersympathische Stimme des Chefs kannte ich bereits vom Telefon. Als ich ihm nun gegenübersaß, kam er mir jedoch eher streng vor. Grund genug für meine Nervosität, eine neue Runde einzuläuten. Dazu kam: Aus irgendeinem heute nicht mehr nachvollziehbaren Grund trug ich am Tag des Vorstellungsgesprächs einen riesigen Schal. Ich hatte zwar meine Jacke ausgezogen und über die Stuhllehne gehängt, den Schal aber legte ich nicht ab. Während des gesamten Vorstellungsgesprächs, das immerhin eine halbe Stunde dauerte, saß ich da also mit einem riesigen Schal um den Hals. Und schwitzte. Es war so peinlich.

»Herr Ayag, ich habe eine Frage«, sagte der Chef des Sozialen Dienstes und blickte von meinen Unterlagen auf. »Wie würden Sie damit umgehen, wenn ein Bewohner oder eine Bewohnerin ein Betreuungsangebot ablehnt?«

Schon bei der Halbzeit des Vorstellungsgesprächs war ich mit den Nerven am Ende. Jetzt wurden mir auch noch fachliche Fragen gestellt. Ich hatte doch keine Ahnung von der stationären Langzeitpflege! Deshalb wollte ich doch ein Praktikum machen! Weil ich neben der Nervosität und dem ganzen Geschwitze einfach keine Kapazitäten mehr für rational-logische Überlegungen hatte, antwortete ich einfach instinktiv: »Ja, also akzeptieren, dass die Betreuung gerade nicht gewünscht wird.« Und wer hätte das gedacht: Es war die richtige Antwort. Der Chef des Sozialen Dienstes und seine Stellvertreterin lächelten mir zu und bestätigten, dass die Selbstbestimmung über jeder noch so gut gemeinten Betreuungsplanung stehe. Ich lächelte zurück. Innerlich fiel ich in Ohnmacht.

Im weiteren Verlauf des Gesprächs konnte ich immer wieder punkten, auch wenn mir bei jeder neuen Frage die Gesichtszüge zu entgleisen drohten. Mittlerweile hatte ich das Gefühl, auch irgendwie die Kontrolle über meine Augenbrauen verloren zu haben. Ganz ehrlich: Keine Ahnung, wie ich rein äußerlich einen kompetenten Eindruck erweckt haben konnte. Wohl auch nur so halb, denn irgendwann sagte der Chef des Sozialen Dienstes: »Das wäre es von unserer Seite. Jetzt trinken Sie mal einen Schluck und nehmen diesen Schal ab.« Er lächelte mich an.

»Ich bin so nervös«, hauchte ich in Richtung Tischplatte.

»Ja, das sieht man«, antwortete er lachend.

Seit diesem Vorstellungsgespräch schätze ich den Chef des Sozialen Dienstes, der bis heute mein wichtigster Mentor ist, unglaublich hoch. Das lag nicht nur daran, dass er neben einer gewissen Strenge offen und freundlich war. Sondern vor allem daran, dass er meine Lebenssituation in keinster Weise infrage gestellt hatte. Natürlich ist er auf meine Lücken im Lebenslauf eingegangen. Aber ich habe mich deswegen nicht eine einzige Sekunde im Gespräch schlecht gefühlt, was vorher oft genug der Fall gewesen war. Da brauchte ja nur jemand, der zufällig neben mir stand, gefragt zu werden, was er oder sie beruflich macht, und bei mir brach schon der blanke Horror aus. Doch der Chef des Sozialen Dienstes konnte mit mir über meinen Lebenslauf sprechen, ohne dass ich mich abgestempelt gefühlt hätte.

Am Ende hatte ich den Praktikumsplatz in der Tasche.

»Junger Mann! Hast du Feuer?«

Als ich auf dem Weg zu meinem ersten Praktikumstag war, schaute ich an mir herunter und musste lachen: Ich hatte echt wieder diesen riesigen Schal umgebunden! Dieses Mal würde ich ihn ganz sicher ablegen.

Als ich mich dem Seniorenheim näherte, sah ich eine Frau, die im Rollstuhl vorne am Eingang saß. Mit jedem Schritt erkannte ich mehr von dem, was sie da tat. Und wunderte mich. Wühlte sie mit den Fingern im Aschenbecher herum? Was war denn da los? Tatsächlich: Sie durchsuchte den großen Ascher draußen nach Zigarettenstummeln, die noch etwas hergaben. Kurz bevor ich bei ihr ankam, bemerkte sie mich. Sie zeigte mit einem krummen Finger in meine Richtung: »Junger Mann! Hast du Feuer?«, fragte sie.

»Äh ... ja«, antwortete ich etwas überrumpelt.

Erst beim Anzünden ihrer Zigarette kam mir ein Gedanke: Durfte ich das überhaupt? Da hatte ich an meinem ersten Tag noch nicht mal einen Fuß in das Altenheim gesetzt, und schon beschlich mich ein schlechtes Gefühl. Na, das ging ja gut los.

Viel Zeit zum Nachdenken hatte ich allerdings nicht, denn kaum war ich beim Sozialen Dienst angekommen, ging auch schon eine Roomtour los. Obwohl das Seniorenheim damals noch nicht so schön war wie heute, fand ich von Anfang an alles ganz toll. Bis ich direkt ins kalte Wasser geschubst wurde – und zwar von meiner Anleiterin. Vor einer Zimmertür blieb sie stehen, verschränkte die Arme vor der Brust und sagte: »Zur Alltagsbegleitung gehört Zeitmanagement. Schauen wir mal, wie lange du in dem Zimmer hier brauchst. Geh einfach mal rein, und sprich mit Frau Tippelkamp. Dein Zeitlimit sind 15 Minuten.« Irgendetwas an ihrem schiefen Lächeln sagte mir, dass ich vor einer gewissen Herausforderung stand.

Ich klopfte und öffnete die Tür. »Hallo, Frau Tippelkamp. Darf ich Sie stören? Mein Name ist Jim, und ich mache ab heute hier ein Praktikum.« Weiter kam ich nicht. Gefühlt hatte schon das Klopfen gereicht, um bei Frau Tippelkamp einen Redeflash auszulösen, der nicht mehr aufhören wollte. Sie redete und redete. In null Komma nix hatte sie herausgefunden, dass ich Halb-Filippino war, was sie in totale Entzückung versetzte. Schneller als ich gucken konnte, saß ich auf einem Sofa mit einem Fotoalbum auf den Knien. Frau Tippelkamp war nämlich auch schon einmal auf den Philippinen gewesen. Ich lächelte interessiert, innerlich lief ich schreiend umher: Die Anleiterin hatte von 15 Minuten gesprochen, wie kam ich hier nun wieder raus? Es waren schon gefühlt zehn Minuten ins Land gegangen, und Frau Tippelkamp war in ihrer Erzählung gerade erst beim Flughafen angekommen! Genau konnte ich gar nicht sagen, wie viel Zeit vergangen war, denn ich wollte nicht auf die Uhr gucken. Das hätte Frau Tippelkamp womöglich ein schlechtes Gefühl gegeben. In der Schule hatte ich gelernt: Die Körpersprache soll im Gespräch wichtige Zeichen der Wertschätzung senden. Auf die Uhr gucken war genau das Gegenteil. Auch wusste ich, wie wichtig solche Gespräche waren. Frau Tippelkamps Erzählung von ihrer Reise zum größten

Hotel in Manila war fachlich gesehen eine wichtige Erinnerungsarbeit. Aus meiner Warte betrachtet war es jedoch der reinste Horror, weil ich die ganze Zeit das Zeitmanagement im Kopf hatte. Ich wollte auf keinen Fall gleich bei meiner ersten Aufgabe scheitern! Doch mir gegenüber saß eine ältere Dame, die total glücklich war, von ihren Abenteuern berichten zu können. Schließlich war ich genau dafür doch auch da, oder? Eine totale Bredouille. Wie kam ich rechtzeitig aus dem Gespräch heraus, ohne dass Frau Tippelkamp ein schlechtes Gefühl bekam? Mission impossible! Wo ist Tom Cruise, wenn man ihn mal braucht?

Schließlich hielt ich es nicht mehr aus und warf doch einen Blick auf die Uhr: O Himmel – es waren schon 25 Minuten um! Frau Tippelkamp jedenfalls reagierte großartig:

»Ach du jemine, ich quatsche und quatsche – und Sie müssen sicherlich weiter! Sie haben bestimmt noch so viel zu tun!«

»Ja, Sie haben recht. Ich bin ja neuer Praktikant und muss heute noch so viel kennenlernen!«, antwortete ich ihr und ließ mir meine Erleichterung nicht anmerken. Ich versprach ihr aber, noch einmal wiederzukommen, damit sie mir die Geschichte von den Philippinen zu Ende erzählen konnte.

Als ich seufzend die Tür hinter mir schloss, blickte ich direkt in die Augen meiner Anleiterin, die wieder mit verschränkten Armen vor der Tür stand. Sie warf einen überdeutlichen Blick auf die Uhr, dann wieder einen auf mich, dann wieder auf die Uhr. Ich wusste ja bereits, dass ich überzogen hatte, und ärgerte mich innerlich. Dann allerdings erklärte sie mir, was sie mir mit der Übung hatte deutlich machen wollen.

»Zeitmanagement ist eine schwierige Sache, wenn man gerade erst ins Gespräch kommt, richtig?«

»Ja«, antwortete ich. »Total schwierig! Ich hatte die ganze Zeit Panik, dass ich überziehe, und wollte doch gleichzeitig mit meiner vollen Aufmerksamkeit bei Frau Tippelkamp sein. Ihr auf keinen Fall das Gefühl geben, ich hätte es eilig! Wie soll das denn gehen?«

Ich schaute meine Anleiterin ratlos an. Sie löste die Arme aus ihrer Verschränkung, stemmte sie dafür in die Hüften und lächelte mich an.

»Alltagsbegleitung ist auf ihre Art ein richtig intensiver Job, bei dem großer Zeitdruck herrscht und man viel schaffen muss. Dabei stehen Frau Tippelkamp und die anderen im Mittelpunkt, doch gleichzeitig gibt es das ganze organisatorische Drumherum. Als Nächstes zeige ich dir, wie du die Dokumentation für deinen Besuch schreibst. Mach dir keinen Kopf, du wirst da schon reinwachsen.«

Am Abend saß ich im Aufenthaltsraum, und mir brannten die Füße. Wir hatten endlos viele Bewohner:innen besucht. Für alles, was wir getan hatten, hatte es ein eng getaktetes Zeitfenster gegeben. Ich wollte mir gar nicht ausmalen, was passierte, wenn diese Pläne durcheinandergerieten. Nach jedem Besuch schrieb ich eine Dokumentation. Es ging Schlag auf Schlag. Innerhalb von Sekunden musste ich mich dabei immer wieder auf eine neue Person, ihre Bedürfnisse und ihre Stimmung einstellen – während ich ihr größtmögliche Aufmerksamkeit zu schenken versuchte. Jetzt war ich komplett erledigt, aber glücklich. Ich wusste nun einerseits, dass Alltagsbegleitung wirklich absolut kein »arbeiten spielen« war. Aber ich wusste auch: Es ist eine Profession, die mir liegt. Ich wollte das machen. Und ich wollte gut darin sein.

Eine Sache jedoch musste ich noch in Erfahrung bringen. Deshalb sprach ich eine Kollegin an, die in den Aufenthaltsraum gekommen war.

»Ich habe mal eine Frage. Heute früh habe ich einer Bewohnerin vor der Tür Feuer gegeben. Sie hatte mich danach gefragt. War das falsch?«

Die Kollegin lachte. »Ach, du meinst Frau Tippelkamp! Die ist wirklich eine Nummer – und unglaublich witzig. Aber um deine Frage zu beantworten: Nein, das war nicht falsch. Frau Tippelkamp ist starke Raucherin. Sie verbringt den lieben langen Tag draußen am Eingang, schnorrt Kippen und Feuer. Das ist ihr Tagesgeschäft.«

Ich war erleichtert. Und na klar: Ein Altenheim ist schließlich kein Gefängnis, keine »Einrichtung« für die Bewohner:innen, es ist ein Zuhause. Wer rauchen will, der raucht halt.

Diese Frau Tippelkamp lernte ich im Laufe der Zeit noch besser kennen. Meine Kollegin hatte recht: Sie war echt eine Marke, die mich nahezu jeden Tag zum Lachen brachte.

Während der dreimonatigen Qualifikation entdeckte ich übrigens jemanden, den ich total vergessen hatte: meinen Ehrgeiz. Ich hatte plötzlich das starke Bedürfnis, etwas zu beweisen. Nicht nur meinem Chef oder meinen Kolleg:innen. Sondern vor allem mir selbst. Heute weiß ich, dass Ehrgeiz ein Teil meiner Persönlichkeit ist, der mich, endlich aus seinem Dornröschenschlaf geweckt, bis jetzt ziemlich weit gebracht hat. Doch nach den vielen Jahren der Orientierungslosigkeit fühlte sich dieser Ehrgeiz erst einmal ungewohnt an. Weshalb die drei Monate auch einiges von mir abverlangten und mir vorkamen wie ein knallhartes Staatsexamen. Ich strengte mich an und büffelte die Nächte für den Test durch. Schließlich hatte ich wirklich null Plan.

Und dann ... bestand ich! Es kam sogar noch besser: Mein Chef bot mir einen Jahresvertrag im Seniorenheim an. Ich überlegte nicht lange – und ZACK, stand ich mitten im Arbeitsleben. Ja, so schnell kanns gehen. Ich hatte nicht nur einen Job, sondern auch noch etwas gefunden, das mir Spaß machte. Orientierungslosigkeit adé!

»Die Eu-heu-le, die Eu-heu-le ...«

Zu meinem ersten richtigen Arbeitstag ging ich nicht, ich schwebte. Ich war so glücklich und motiviert, endlich anzufangen. Ich war voll da. Mit allem ausgestattet, was ich brauchte. Mehr noch: Ich platzte fast vor Ideen, was ich den Bewohner:innen alles anbieten könnte. Ich wollte mich beweisen – und gut, vielleicht vor den Kolleg:innen auch ein bisschen damit flexen, was ich in den letzten drei Monaten gelernt hatte.

Kaum war ich angekommen, stand auch schon meine Anleiterin vor mir: »Jim, ich stelle dich mir sehr gut im Umgang mit Menschen mit Demenz vor. Deshalb wurdest du auf den gerontopsychiatrischen Bereich eingeteilt.«

Ja gut, dachte ich. Hatte aber nur eine grobe Idee, was auf mich zukommen würde. Den gerontopsychiatrischen Bereich hatte ich nur einmal kurz besucht, als mir das Seniorenheim gezeigt wurde. Mein Praktikum hatte ich in einem anderen Wohnbereich absolviert. Dennoch war das Altenheim trotz unterschiedlicher Wohnbereiche ein und dasselbe Haus. Ich wusste also, was ich zu tun hatte.

Als Nächstes bekam ich eine Frau Tippelkamp an die Hand, die ich noch nicht kannte. Sie lächelte mich an, sagte aber nichts. Also hakte ich sie bei mir unter und schlug ihr vor: »Wie siehts aus, Frau Tippelkamp, kann ich Sie zu einem kleinen Spaziergang überreden?«

Frau Tippelkamp lächelte und schaute vor sich hin. Ich nahm das als fröhliche Zustimmung und führte sie zum Ausgang. Kaum waren wir draußen angekommen, fing Frau Tippelkamp an zu summen. Und dann ging es plötzlich los, denn sie sang laut und deutlich: »Die Eu-heu-le, die Eu-heu-le, die hat am Arsch 'ne Beu-heu-le … fiderallala, fiderallala, fiderallala-lala-laaaa.«

Ich blickte sie erstaunt von der Seite an. Frau Tippelkamp indes sang unbeirrt weiter. Nun ja, was soll ich sagen: Ich schätzte, da war mein Typ gefragt! Also stimmte ich kurzerhand mit ein. Frau Tippelkamp sah mich an und strahlte übers ganze Gesicht. Singend gingen wir weiter. Hätte sie noch jüngere Beine gehabt, wären wir in den Hopserlauf gewechselt! Doch egal, wie schnell oder langsam uns unsere Beine trugen: Den ganzen Spaziergang über das große Außengelände sangen wir gemeinsam immer wieder diese Zeilen: »Die Eu-heu-le, die Eu-heu-le, die hat am Arsch 'ne Beu-heu-le … fiderallala, fiderallala, fiderallala-lala-laaaa.«

Das war's. Ich war schlagartig verliebt und wusste: Der gerontopsychiatrische Bereich ist genau mein Ding.

Schwester Angelika ist »not amused«

Wie ich aus meinem Praktikum schon mitbekommen hatte, hat Alltagsbegleitung unglaublich viel mit Planung, Zeitmanagement und Dokumentation zu tun. Wie sehr hier aber auch die Welten von Sozialem Dienst und Pflegepersonal aufeinanderkrachen konnten, war mir in den Praktikumswochen nicht klar geworden. Das kam dann jetzt. Dafür auch mit einem ordentlichen Knall.

Es ist für Menschen, die nicht drinstecken, kaum nachvollziehbar, mit was für einem aufwendigen Bürokratieakt sich der Soziale Dienst jeden Tag auseinandersetzen muss. Alle Aktivitäten und Angebote müssen akribisch geplant und abgesegnet werden. Das Ganze wird dann behördlich überprüft. Vonseiten der Pflege mag es so aussehen, als hätten Alltagsbegleiter:innen den einfachen, spaßigen Teil des Jobs. Da steckt auch ein wahrer Kern drin: Wenn die Bewohner:innen gut drauf sind, dann hopst man schon mal von Beulen an Eulen singend durch den Garten. Wie anstrengend dieser Job ist, wird dabei aber schnell übersehen – und ich kann es beurteilen, denn heute kenne ich beide Seiten. Damals aber war dem natürlich noch nicht so. Und so geriet ich in die leider oft üblichen Kämpfe zwischen Pflegepersonal und Sozialem Dienst. Diese Kämpfe finden statt, obwohl beide Seiten wissen: Ohne den anderen Part würde die stationäre Langzeitpflege nicht funktionieren. Die Menschen müssen gepflegt werden, aber auch die psychosoziale Betreuung ist essenziell. Sonst würden viele Bewohner:innen einfach nur in ihren Betten liegen und an die Decke starren. Es braucht die Pflege für beides: den Körper und die Seele.

Damit Sie es besser verstehen, hier ein üblicher Kampfschauplatz zwischen Alltagsbegleitung und Pflege: Alltagsbegleiter Jim hat am Mittwoch um zehn Uhr eine geplante Einzelbetreuung von Frau Tippelkamp. Ein Spaziergang steht an. Frau Tippelkamp aber ist immobil, was bedeutet: Sie braucht personelle Unterstützung, um von ihrem Bett in den Rollstuhl zu kommen und die Jacke anzuziehen. Vielleicht muss sie vorher auch noch mal auf die Toilette. Das sind Unterstützungsleistungen, die in den pflegerischen Bereich fallen. Nicht, dass sich Alltagsbegleiter Jim für diese Tätigkeiten zu fein wäre. Er darf es schlicht und ergreifend nicht machen, weil er dafür nicht ausgebildet ist. Dieses ganze Vom-Bett-in-den-Rollstuhl wird im Fachjargon »Mobilisation« oder »Transfer« genannt. Alltagsbegleiter:innen haben zwar Grundkenntnisse in Mobilisation, Kraft- oder Balancetraining, dürfen dies aber faktisch nicht durchführen. Damit Alltagsbegleiter Jim aber nun mit Frau Tippelkamp an die frische Luft kann, muss er eine Pflegerin oder einen Pfleger ansprechen und darum bitten, Frau Tippelkamp fertig zu machen. Nennen wir diese Person »Schwester Angelika«.

Die Sache ist die: Schwester Angelika steht nicht gerade in der Gegend herum und dreht Däumchen. Sie hechtet durch die Gänge und versucht, ihre eigenen Pläne einzuhalten, um die ganze Arbeit zu schaffen. Jetzt kommt also Alltagsbegleiter Jim daher und möchte mit Frau Tippelkamp spazieren gehen. Einer von diesen Alltagsbegleiter:innen, die immer die ganzen schönen Sachen machen können und keinen Stress haben! Während Schwester Angelika gerade einen ganz anderen Film fährt. Sie ist vielleicht dabei, Versorgungsrunden zu machen, oder sie steckt mitten in der Pflegeplanung und muss sich konzentrieren.

Sie können sich gar nicht vorstellen, wie schnell in so einem Moment sinnbildlich die Waffen gezogen werden. Beide Seiten haben Zeitdruck, doch die eine ist von der Leistung der anderen abhängig. Und schon geht es los: »Warum jetzt? Ich habe keine Zeit.«

»Aber ich brauche Frau Tippelkamp jetzt, ich habe noch 13 andere Bewohner:innen, die heute betreut werden müssen.«

Alltagsbegleiter Jim hat zu diesem Zeitpunkt noch wenig Verständnis für die Einstellung von Schwester Angelika. Auch er hat individuelle Planungen und muss sich dafür rechtfertigen, wenn Dinge zu spät oder gar nicht geleistet werden. Ganz zu schweigen von dem schweren Herzen, das er hin und wieder mit nach Hause schleppt, wenn an einem Tag für manche Bewohner:innen viel zu wenig Zeit geblieben ist. Alltagsbegleiter Jim ist schnell klar, dass Schwester Angelika offenbar eines nicht richtig bewusst ist: Alltagsbegleitung – und der ganze Soziale Dienst – ist ein hochprofessioneller Beruf, der geplant, durchgeführt, nachbereitet und evaluiert werden muss. Der kontrolliert wird. Und das nicht mal eben so lala.

Schwester Angelika jedenfalls ist »not amused«, dass nun Alltagsbegleiter Jim weiter nervt und ausgerechnet jetzt mit Frau Tippelkamp spazieren gehen will. Weil aber schönes Wetter draußen ist und einfach alles dafürspricht, dass ein bisschen Zeit an der frischen Luft wirklich gut für Frau Tippelkamp wäre, steht Schwester Angelika argumentativ ziemlich schwach da. Nicht zu vergessen: Es ist auch einfach ihr Job. Also fügt sich Schwester Angelika in ihr Schicksal. Das tut sie jedoch nicht, ohne es Alltagsbegleiter Jim so schwer wie nur irgend möglich zu machen. Bevor sie also Frau Tippelkamp mobilisiert, hält sie ihm kleinschrittig vor, was sie wegen ihm nun alles zu tun hat, was sie deshalb nicht tun kann und warum er gerade heute, besonders jetzt, ganz unglaublich nervt.

Zu Beginn meiner Jahre als Alltagsbegleitung habe ich das alles mit mir machen lassen. Ganz ehrlich: Menschen wie Schwester Angelika schüchterten mich auch ein. Dazu kamen gut gemeinte Ratschläge von den Kolleg:innen wie »Leg dich bloß nicht mit der Pflege an, die machen dir sonst alles schwer«. Doch mit der Zeit gewann ich an Selbstvertrauen – auch, weil ich immer mehr wahrnahm, wie wichtig die Arbeit des Sozialen Dienstes ist.

Irgendwann aber wurde es mir zu bunt, und ich begab mich ins offene Kampfgeschehen. Mir platzte gelinde gesagt der Kragen, als Schwester Angelika bei einer anderen Gelegenheit wieder herumposaunte, wovon ich sie nun wieder alles abhielt. Wieder ging es darum, dass Frau Tippelkamp für einen Spaziergang fertig gemacht werden sollte. Ich holte Luft und machte meine Position klar: »So, pass mal auf, Schwester Angelika. Ich habe dich gefragt, ob du Frau Tippelkamp mobilisieren kannst. Ich habe nicht darum gebeten, dass du ihr ein neues Haus baust. Du sollst sie bitte nur in den Rollstuhl setzen, damit ich sie hinunter an die frische Luft bringen kann!«

Bämm. Das saß.

Frieden brachte dieser Ausbruch natürlich nicht. Ganz im Gegenteil. Ich hatte mich auf eine Seite geschlagen. Was ja klar war, denn ich war Alltagsbegleiter und kannte die Perspektive der Pflege nicht. Später änderte sich das natürlich. Als ich in den pflegerischen Bereich wechselte, nahm ich meine jahrelange Erfahrung als Alltagsbegleiter mit und war von diesem Zeitpunkt an mit beiden Seiten vertraut. Deshalb habe ich mich später immer um die »Völkerverständigung« im Altenheim bemüht. Kam eine Alltagsbegleitung mit der Bitte um Mobilisierung auf mich zu, dann tat ich es einfach. Und wenn ich wirklich sehr im Stress war und gerade keine Zeit hatte, dann erklärte ich die Lage: »Entschuldige, ich kann das jetzt nicht, denn ich muss XY machen. Ich weiß aber, dass auch deine Zeit knapp ist und

Frau Tippelkamp das braucht. Gib mir ein paar Minuten, dann komme ich und helfe.«

Zu meiner Zeit als Alltagsbegleitung schaffte Schwester Angelika es leider nicht, mir ganz transparent zu erklären, warum sie jetzt keine Zeit hat. Alles, was bei mir ankam, war: »Ich habe jetzt keine Lust, dich bei deiner Du-nennst-es-Arbeit zu unterstützen, denn ich habe Dinge zu tun, die wirklich wichtig sind.«

Damals legte ich mich deshalb eine ganze Weile mit den Pflegekräften an. Damit baute ich mir keinen Fanklub auf, aber immerhin kamen zwei gute Sachen dabei heraus: Die Kämpfe stärkten meine fachliche Kompetenz, und ich lernte, mich durchzusetzen. Einerseits schaffte ich mir alles an Fachwissen drauf, damit Schwester Angelika nicht noch mehr Oberwasser bekam, als sie eh schon ständig hatte. Andererseits ließ ich mich nicht wegschicken, einschüchtern oder kleinreden.

Aus heutiger Sicht kann ich sagen: Uns allen in der Pflege täte es gut, wenn wir untereinander öfter mal die Perspektive des oder der anderen einnehmen würden. Wenn wir unterschiedliche Meinungen aushalten und die Bedürfnisse der anderen respektieren würden. Was für krasse Teams wären wir! Stattdessen laden wir uns durch interne Streitereien und Machtkämpfe noch mehr Stress auf die Schippe, als wir eh schon haben – und machen uns damit das Leben schwer.

»Ich kümmere mich drum!«

Aber zurück zur Alltagsbegleitung. Meine Passion für die Betreuung von Menschen mit Demenz hat genau hier angefangen. Ich merkte, dass ich ein Händchen dafür hatte. Oder einfach einen Sensor für Stimmungen und die Fähigkeit, mich auf die Welt meines Gegenübers einzulassen. Dennoch war ich anfangs natürlich unsicher. Mir fehlte die Erfahrung. Gleichzeitig merkte ich, dass ich von meinem Chef und den Pfleger:innen im Auge behalten wurde. Klar, ich war schließlich neu und musste mich erst mal bewähren. Oder sagen wir, wie es war: Ich wurde auf Herz und Nieren getestet. Das setzte mich unter Druck, denn ich hatte endlich einen Job gefunden, der mir Spaß machte. Bei dem sich abzeichnete, dass es für mich mehr als nur ein Job werden würde. Und den wollte ich behalten. Mich mit allem, was ich hatte, daran festklammern. Endlich konnte ich auf die Frage »Und, was machst du beruflich so?« ohne Schweißausbrüche antworten. Ich hatte zwar keinen Doktortitel bekommen oder eine Meisterarbeit geschreinert, aber ich hatte eine Qualifikation. Damit war ich glücklich. Und zu diesem Zeitpunkt reichte mir das vollkommen. Kurz: Mein Ehrgeiz war »on fire«. Deshalb schüttelte ich meine Ängste so gut es ging ab und sagte mir: »Jim, let's shine!«

Ich wollte punkten. Ich wollte, dass nicht nur ich, sondern auch die Leitungen wussten, dass ich hier richtig war und den Job gut machte.

Klar war ich besonders am Anfang unsicher. Bauchgefühl und Händchen hin oder her: Die dreimonatige Qualifikation hatte natürlich nicht vollumfänglich abgedeckt, wie man mit Menschen mit Demenz umgeht. Und nun lief ich ohne Anleitung im Wohnbereich herum, war also auf mich allein gestellt. Ich machte alles irgendwie instinktiv, so wie ich es für richtig hielt. Aber war es richtig, Menschen mit Demenz anzulügen? Wenn Frau Tippelkamp mir beispielsweise mitteilte: »Also, ich möchte dann jetzt nach Hause gehen!« Und ich sie dann einfach so lange ablenkte, bis sie nicht mehr davon sprach. Oder ihr sagte: »Später, Frau Tippelkamp. Möchten Sie nicht erst noch ein Stück Kuchen?«

Irgendwann wurde das flaue Gefühl in meinem Bauch zu einem gordischen Schuldgefühl-Knoten, weshalb ich schließlich zur Wohnbereichsleitung ging. Ich klopfte an die Tür und platzte, noch bevor ich saß, mit der Frage heraus: »Sag mal, wenn ich Frau Tippelkamp dies und jenes sage, lüge ich sie damit an? Und ist das schlimm, dass ich das so mache?«

Ich kann mich noch genau an das nun folgende Gespräch erinnern, denn es setzte vieles in Gang. Sowohl die Wohnbereichsleitung als auch mein Chef sprachen sehr offen mit mir. Sie brachten mir unglaublich viel über den Umgang mit Menschen mit Demenz bei. Das wäre im Laufe der Zeit natürlich sowieso passiert, aber ich hatte das Gefühl, dass ab diesem Punkt alles sehr viel offener wurde. Vielleicht dadurch, dass ich die Karten auf den Tisch gelegt hatte. Es ist nicht leicht, die eigene Unsicherheit zu zeigen. Dabei ist es oft genau das Richtige. Schließlich können andere die eigenen Sorgen nicht riechen und denken womöglich: *Ach guck, der hat alles im Griff.* Bis dann irgendwann vielleicht mal etwas nicht ganz so gut läuft.

So aber hatte ich sehr viele Menschen um mich herum, die sich die größte Mühe gaben, mir so viel beizubringen, wie sie konnten. Ganz viel schaute ich mir auch bei den Pfleger:innen ab. Wie sprachen sie mit den Bewohner:innen? Wie gingen sie auf sie ein? Wie beruhigten sie sie, wenn die Emotionen mal in große Höhen oder dunkle Tiefen abglitten? Wie halfen sie bei großer oder der allgemeinen Orientierungslosigkeit, mit der Menschen mit Demenz mehr oder weniger stark zu kämpfen haben?

Auch in meiner Freizeit fing ich an, mich über das Krankheitsbild Demenz weiterzubilden. Ich fand es hochinteressant, was neu für mich war. Warum gerade Demenz? Ich war nie damit in Berührung gekommen, woher also kam das Interesse an einer neurodegenerativen Krankheit? Was war denn mit mir los? Es gab nur eine Schlussfolgerung: Ich musste tatsächlich etwas gefunden haben, das mir ungemein lag. Mein Ehrgeiz war natürlich auch noch immer am Start. Ich wollte der beste Alltagsbegleiter werden, den man im Seniorenheim je gesehen hatte. Also DER Alltagsbegleiter. Deshalb hörte man plötzlich nur noch Dinge von mir wie:

»Mach ich!«

»Ich kümmere mich drum!«

»Das regel ich, gar kein Problem!«

Ich wollte so viel lernen, wie es ging. Ich liebte es, auf die Bewohner:innen einzugehen und ihnen in ihren Welten zu begegnen. Ich spürte, dass ich sie dadurch in ihrer Orientierungslosigkeit nicht alleinließ, sondern sie abholen konnte. Manchmal mehr, manchmal weniger. Aber immer ein bisschen. Ihnen helfen zu können machte mich glücklich.

»Der Schrank ist über 100 Jahre alt!«

Eine Frau Tippelkamp werde ich nie vergessen, denn sie war es, die mich viel über den Umgang mit Menschen mit Demenz lehrte. Bei ihr war die Demenz schon weit fortgeschritten. Wenn Frau Tippelkamp gute Laune hatte, steckte sie einfach alle mit an. Man konnte ihr Lachen schon von Weitem hören. Hatte sie allerdings schlechte Laune, bekam das auch jede:r mit. Dafür konnte sie sorgen. Sie schimpfte ohne Unterlass. Ihr Gesicht sah nicht nur aus wie sieben Tage Regenwetter, es war das Regenwetter höchstpersönlich! Schon bevor ich an ihrer Zimmertür ankam, um sie zur Frühstücksgruppe abzuholen, konnte ich ihre Stimmung an den Geräuschen auf der anderen Seite der Tür ablesen. War sie mies drauf, war da ordentlich Action im Raum. Sie machte es den Pfleger:innen dann nicht gerade leicht. Irgendwann ging die Tür auf – und sie schimpfte noch immer wie ein Rohrspatz: »Das darf doch wohl nicht wahr sein!«

»Lass das jetzt!«

»Ich mach das!«

Sie konnte ihre Worte dabei auch ganz wunderbar untermalen, indem sie ihren Rollator krachend fortbewegte oder mit ihm absichtlich gegen Kanten stieß. Die Pflegekraft hielt sich derweil tapfer: »Frau Tippelkamp, wir gehen nur in den Tagesraum, es gibt jetzt Frühstück.«

Aber nicht mit Frau Tippelkamp und ihrer schlechten Laune!

»Du sagst mir bestimmt nicht, wo wir hingehen! Ich geh in die andere Richtung!«

Und schon hatte sie sich mit dem Rollator krachend umgedreht und stapfte davon.

Andersherum, wenn sie gute Laune hatte, kam sie schon pfeifend aus dem Zimmer heraus und strahlte mit der Deckenbeleuchtung um die Wette.

»Ach, du schon wieder hier?«, sagte sie dann lachend und trippelte singend neben mir her bis in den Tagesraum. Die Frau war einfach eine Wucht.

Irgendwann fiel mir auf, dass es auch auf die Pflegekraft ankam, mit welchem Fuß Frau Tippelkamp an einem Tag aufstand. Manch eine erinnerte sie vielleicht an jemanden, mit dem sie mal eine negative Erfahrung gemacht hat. Oder es lag nicht an der Pflegekraft selbst, sondern womöglich an der Frisur oder was auch immer. Eine Pflegerin allerdings schaffte es immer, sie zum Trällern zu bringen: Schwester S. Diese Pflegerin hatte eine Art, mit der sie zu allen durchdrang. Jede:r Bewohner:in liebte sie. Ach was: Wir alle liebten sie. Sie war (und ist immer noch) das empathischste Wesen dieser Welt. Sie konnte Stimmungen schon beim Eintreten in einen Raum spüren und sich dann sofort auf die Person einlassen, die sich darin befand. Das lernte ich auf jeden Fall von ihr. Wenn ich heute nicht weiß, was mich hinter einer Tür erwartet, spüre ich kurz nach, und dann probiere ich aus: Muss ich eine:n Bewohner:in motivieren, ablenken, mich ruhig und langsam bewegen oder einfach drauflosplappern? Schwester S. konnte das damals wie heute wie keine Zweite.

Es war einfach, mit Frau Tippelkamp umzugehen, wenn sie gut drauf war. Schwieriger war es, sie abzuholen, wenn eine Gewitterwolke über ihrem Kopf schwebte. Doch ich fand schnell heraus, wie ich mich in ihre Welt begeben konnte. Und das hatte mit einem besonderen Möbelstück zu tun, das im Tagesraum stand: ein Schrank. Das Ding war ein relativ altes, wuchtiges Stück »Gelsenkirchener Barock«. Es war randvoll mit verschiedenen Gegenständen, die auf gerontopsychiatrischen Wohnbereichen ungemein hilfreich sind, weil sie den Bewohner:innen helfen können, sich wohlzufühlen. Da gab es zum Beispiel ein altes Radio, womit besonders die älteren Herren sich gerne beschäftigten. In unserem Schrank befanden sich außerdem ein Helm aus dem Bergbau, eine alte Singer-Nähmaschine, Porzellansets und Puppen. Der Schrank war quasi ein Lager mit Materialien für die Erinnerungsarbeit. Aber jetzt kommt das wirklich Besondere an diesem Schrank: Er gehörte Frau Tippelkamp. Genauer gesagt: ihrer Mutter. Davon war sie jedenfalls überzeugt.

»Der Schrank ist über 100 Jahre alt!«, rief sie aus, sobald sie ihn sah. »Der gehörte meiner Mutter! Dieser Schrank hat schon einige Geschichten erlebt, das kann ich dir sagen! Was für Partys dieser Schrank erlebt hat. Aber auch Streit. Ganz viel Streit hat dieser Schrank mitbekommen, jaja.«

Für Frau Tippelkamp war der Schrank sozusagen das It-Piece ihrer Vergangenheit.

Hatte ich die schlecht gelaunte Frau Tippelkamp morgens irgendwie in Richtung Tagesraum geleiten können, ging das Lamentieren am Frühstückstisch direkt weiter.

»Ich will nicht essen! Ich habe keinen Hunger!«

Ihre Worte begleitend schmiss sie schon mal das Messer quer über den Tisch oder spuckte das Brot auf den Boden. Wenn ich wieder einmal relativ aufgeschmissen versuchte, gut auf sie einzureden, und nicht weiterkam, fragte ich wie nebenbei: »Frau Tippelkamp, sagten Sie nicht mal, der Schrank sei der von ihrer Mutter?«

Nicht immer, aber doch sehr oft, zauberte dieser Satz ein Lächeln in ihr Gesicht. »Ja, genau! Über 100 Jahre ist der schon alt. Was der für Geschichten mitbekommen hat, dieser Schrank. Und Partys ...«

Allein das Aufmerksammachen auf diesen Schrank rief positive Erinnerungen in Frau Tippelkamp hervor. Sie schwenkte dann zwar meist schnell wieder zurück zu ihrer schlechten Laune, aber sobald ich den Schrank erneut erwähnte, kehrte das Lächeln zurück. Wenn sich die Augenbrauen dann wieder zusammenzogen, ich sie also noch nicht ganz aus ihrer negativen Stimmung herausbekommen hatte, stand ich auf und ging hinüber zum Schrank. Dann öffnete ich die Türen und gab mich überrascht: »Frau Tippelkamp, da sind noch lauter Sachen drin! Ist die Nähmaschine auch von Ihrer Mutter?«

»Jaja!«, antwortete Frau Tippelkamp dann. »Alles, was da drin ist, gehört mir. Das gehört alles mir!«

Manchmal allerdings setzte ich damit auch eine Verhaltenskette in Gang, die mir frühstücksmäßig weniger gut in die Karten spielte. Dann blieb Frau Tippelkamp nicht zufrieden am Tisch sitzen und aß, sondern sie packte ihren Rollator und kam zu mir herüber.

»Das gehört alles mir«, murmelte sie dann und begann, alle Dinge, die sie gerade wollte oder brauchte, in ihren Rollator umzupacken. Da konnte ich noch so sehr bitten, dass sie erst einmal zu Ende frühstückte: Wenn Frau Tippelkamp auf dem Weg war, dann war sie auf dem Weg. Komme, was wolle.

»So, ich muss dann jetzt auch los!« Mit einem letzten prüfenden Blick schloss sie die Türen, wenn sie fertig mit Packen war. Und schon ging es hinaus auf den Flur. Ich habe sie dann einfach eine Runde laufen lassen, denn sie bewegte sich meistens im Kreis. Kaum war sie wieder an der Tür zum Tagesraum angekommen, rief ich ihr zu: »Frau Tippelkamp! Schön, dass Sie da sind!« Und weiter: »Gucken Sie mal, ich habe hier ein bisschen Frühstück. Haben Sie Hunger?«

»Ach ja«, tönte es dann hinter dem vollgepackten Rollator. »Ein bisschen was könnte ich essen.«

Dann kam sie zum Tisch und setzte sich hin. Dank des Rollators hatte ich auch genug Gesprächsstoff, um sie bei Frühstückslaune zu halten.

»Was haben Sie denn alles dabei? Mein Gott, Sie sind ja richtig bepackt!«

Eine ihrer Lieblingsantworten darauf war immer: »Ich bin nicht auf der Flucht.«

Das war typisch Frau Tippelkamp. Sie war nicht auf der Flucht.

Ellie hat Durst

Am besten fühlen sich Tage an, wenn das ganze Team im Altenheim wie kleine Zahnrädchen ineinandergreift. Und ich meine das GANZE Team, also vom Sozialen Dienst über die Pflege bis zur Hauswirtschaft. Dann läuft der Laden wie geschmiert, und alle fühlen sich wohl. Was kann es Schöneres geben, als mit einem zufriedenen Lächeln im Gesicht den Tag zu beenden? Bei diesem Gedanken schleicht sich eine Geschichte aus meiner Zeit als Alltagsbegleitung besonders in mein Gedächtnis, die sich um Frau Tippelkamp und ihre Puppe Ellie dreht.

Frau Tippelkamp lebte schon seit langer Zeit auf dem gerontopsychiatrischen Wohnbereich. Sie hatte Schizophrenie und senile Demenz. Hinzu kamen viele körperliche Behinderungen. Sie war bereits eine ältere Dame, mental jedoch war sie sehr viel jünger. Fragte man sie, wie alt sie ist, antwortete sie immer mit einem frechen Grinsen: »Ich bin 16!«

Das sagte sie nicht einfach so, in ihrer Welt war sie tatsächlich genau so alt. Frau Tippelkamp war immer sehr freundlich und lachte viel. Anfangs fiel es mir schwer, sie zu verstehen, weil sie ziemlich undeutlich sprach und gerne mal ein bisschen Kauderwelsch mit in ihre Sätze packte, die vorne und hinten nicht zusammenpassten. Aber nach ein paar Wochen hatte ich den Bogen raus und ihre Art zu kommunizieren gelernt.

An dem Tag, um den es geht, stand in meiner Schicht als Nächstes eine Einzelbetreuung bei besagter Frau Tippelkamp auf dem Plan. Vor ihrer Zimmertür stand Schwester S. am Dokumentationswagen und notierte ihren letzten Besuch. Dabei seufzte sie unglücklich. Auf die Frage, was los sei, sagte sie: »Frau Tippelkamp trinkt heute so wenig. Ich habe es den ganzen Tag immer wieder versucht, aber sie will nicht. Du weißt ja, wie sie sein kann, wenn sie etwas nicht will.«

Und ob ich das wusste! Frau Tippelkamp war unglaublich lustig. Wenn ihr allerdings etwas nicht in den Kram passte, konnte sie das ganz klar zeigen. Und zwar laut und deutlich – im wahrsten Sinne des Wortes. Dann schmiss sie nämlich mit allem, was sie zu fassen bekam. Becher, Teller oder Besteck flogen nur so durch die Gegend. Begleitet wurde das Ganze von einem unverwechselbaren Soundtrack, bei dem die Schimpfwörter-Kassen mancher Familien im Nu den nächsten Urlaub finanziert hätten. Sätze wie »Ich will das nicht, du Arschloch!« waren da noch harmlos.

»Vielleicht kannst du sie ja überzeugen«, sagte Schwester S., bevor sie ihren Stift in die Brusttasche steckte und weiterzog.

Gerade bei Demenz kann das Thema Dehydration gar nicht ernst genug genommen werden. Es ist überaus wichtig, dass man die Menge Flüssigkeit, die eine an Demenz erkrankte Person zu sich nimmt, genau im Auge behält. Der Grund ist, dass Appetit- und Durstgefühle verschwinden. Die Bewohner:innen vergessen zu trinken oder – wie im Falle von Frau Tippelkamp – haben einfach keine Lust dazu, weil sie eben keinen Durst verspüren. Das ist auch der Grund, weshalb auf gerontopsychiatrischen Wohnbereichen hauptsächlich bunte Säfte angeboten werden. Klare Säfte oder Wasser bieten meist zu wenig Anreiz zum Trinken. Farbige Flüssigkeiten jedoch motivieren erfahrungsgemäß. Dass dies jedoch nicht immer klappte, zeigte Frau Tippelkamp gerade eindrücklich.

Als ich ins Zimmer trat, war die schlechte Stimmung sofort spürbar. Frau Tippelkamp grüßte nicht so fröhlich wie sonst zurück, sondern lag im Bett und schaute auch nicht zu mir herüber. Ein erster Versuch, ihr etwas zu trinken anzureichen, endete wie die vorangegangenen Versuche von Schwester S. Als Alltagsbegleiter hatte ich aber zum Glück mehr Zeit als die Pflegekräfte. Und Zeit braucht es bei Situationen wie diesen.

»Frau Tippelkamp«, sagte ich zu ihr. »Wie geht's denn Ellie?«

Ellie war ihre heiß und innig geliebte Puppe, die sie in diesem Moment auch gerade im Arm hielt. Irgendwas sagte mir, dass ich heute nur über Ellie an Frau Tippelkamp herankommen konnte. Diese war ihr Ein und Alles – und was emotional wichtig war, wurde generell besser wahr- und angenommen.

»Gut geht's Ellie. Sie ist ja bei mir«, kam es dann auch gleich von Frau Tippelkamp.

»Ich habe das Gefühl, Ellie hat ein bisschen Durst, finden Sie nicht?« Ich warf einen prüfenden Blick auf die Puppe. Frau Tippelkamp sah mich skeptisch an, dann nahm auch sie Ellies Gesicht in Augenschein.

»Ja, ich bin ganz sicher«, sagte ich weiter. »Ellie könnte einen Schluck Wasser vertragen.« Ich hielt Ellie einen Becher an den Mund und tat so, als würde sie trinken. »Aber sagen Sie mal, wenn Ellie trinkt, trinken Sie dann auch, Frau Tippelkamp?«, fragte ich betont beiläufig und gab mich mit der sehr durstigen Ellie beschäftigt.

»Ja«, kam es zögerlich von der Seite, »dann nehme ich auch was.«

Ich jubelte innerlich, doch äußerlich ließ ich mir nichts anmerken. Die Idee mit der Puppe war mir so unverhofft gekommen, und nun funktionierte es tatsächlich! Ich war so stolz und glücklich! Ruhig nahm ich den Becher und reichte ihn Frau Tippelkamp. Mit großen Schlucken machte sie ihn leer – und wollte direkt Nachschub. Am liebsten hätte ich Schwester S. gerufen: »Schau mal! Ich habe es geschafft! Ist das nicht toll?« Und dann hätten wir uns draußen heimlich abgeklatscht und einen kleinen Freudentanz aufgeführt.

Aber natürlich blieb ich weiter ruhig. Frau Tippelkamp fand unterdessen Gefallen an dem neuen Spiel: Erst musste Ellie trinken, damit es ihr gut geht. Dann musste Frau Tippelkamp trinken, weil Ellie getrunken hatte. Andersherum genauso. Es war nun ein regelrechtes Trinkspiel im Gange, das ich mit Freuden beobachtete.

Frau Tippelkamp und Ellie waren noch mitten in ihrem kleinen Trinkgelage, als ich meine Einzelbetreuung beenden musste und Schwester S. wieder ins Zimmer kam. Als sie sah, was los war, strahlte sie und zwinkerte mir freudig zu. Nach so einem herzlichen Geheimlob von Schwester S. verließ ich megastolz das Zimmer.

Es ist manchmal schwer zu beurteilen, warum Menschen mit Demenz an einem Tag fröhlich essen und trinken, sich am nächsten Tag aber total verweigern. Deshalb ist es so wichtig, bei Mahlzeiten auf Rituale zu achten. Einerseits bieten sie für die Bewohner:innen mehr Orientierung, andererseits können auch wir als Alltagsbegleiter:innen oder Pflegekräfte schneller verstehen, was ein Problem sein könnte. Dafür sind auch die Biografiegespräche und das Wissen um die Gewohnheiten aus dem bisherigen Leben sehr wichtig. Ist uns beispielsweise bekannt, dass eine Frau Tippelkamp immer sehr viel Wert auf Etikette und Tischmanieren gelegt hat, kann uns das Aufschluss darüber geben, warum sie plötzlich die Lippen zusammenpresst und nichts essen möchte. Sitzt vielleicht jemand am Tisch, der sein Essen wieder ausgespuckt hat oder generell weniger »vornehm« isst? Dann kann das Auslöser genug für Frau Tippelkamp sein, ihrerseits keinen Bissen zu sich zu nehmen. Sie kann sich vielleicht im Stadium ihrer Demenz verbal nicht mehr äußern, aber sie weiß: »So nicht! Nicht mit mir!« Und wir in der stationären Langzeitpflege finden diesen Auslöser nur deshalb, weil wir über Frau Tippelkamps Leben und darüber, was ihr wichtig war, Bescheid wissen und weil wir alles genau dokumentieren. So sehen wir: Aha, möglicherweise passt Frau Tippelkamp ihre neue Tischgesellschaft nicht. Es sind manchmal kleine Dinge, die schnell übersehen werden können, die für einen Bewohner oder eine Bewohnerin aber einen himmelweiten Unterschied machen – und die ihre Lebensqualität in hohem Maße beeinflussen.

»Achtung, die Flintenweiber! Die wollen dich umbringen!«

Viele ältere Menschen, die heute in Altenheimen wohnen, haben als Kinder den Zweiten Weltkrieg miterlebt. Was sie damals durchlitten haben, sind heute starke Erinnerungen, da sie als traumatische Erlebnisse mit besonders intensiven Emotionen verknüpft sind. Die Erinnerungen an den Krieg können plötzlich auftreten, wie aus dem Nichts. Auch hier können Auslöser die einfachsten Dinge sein: ein Geruch, eine Farbe, ein bestimmtes Wort, ein ähnliches Gesicht. Die Erinnerung an negative Erlebnisse ist einer von vielen Gründen, warum die Arbeit auf dem gerontopsychiatrischen Bereich wenig planbar ist und immer flexibel bleiben muss.

Da kann eine Schichtplanung noch so ausgeklügelt sein, wenn die Bewohner:innen besondere Betreuung brauchen, dann brauchen sie sie eben. In Prüfungssituationen befinden sich deshalb auch alle gerne auf den Wohnbereichen, auf denen die Bewohner:innen orientiert sind. Da kann man sich vorher ein bisschen absprechen.

»Also, passen Sie auf, nachher kommt meine Anleiterin und überprüft meine Arbeit. Wollen wir denen was Tolles bieten, Frau Tippelkamp?«

»Na klar, Jimmy! Ich kann ja zwischendurch sagen, wie schön die Spaziergänge sind, die wir machen.«

»Das wäre ganz großartig, Frau Tippelkamp!«

Auf dem gerontopsychiatrischen Bereich geht das natürlich nicht, weil die Bewohner:innen zum Beispiel durch fortgeschrittene Demenz, Schizophrenie oder andere neurologische Erkrankungen nicht orientiert sind. Doch auch hier werden Alltagsbegleiter:innen natürlich regelmäßig überprüft, was auch ausgesprochen wichtig ist.

Eine Prüfungssituation war besonders nervenaufreibend, denn als ich bei der immobilen Frau Tippelkamp am Bett stand, sah ich, wie sie auf einmal immer größere Augen bekam und leise murmelte. Irgendwas nahm sie wahr, das weder ich noch meine Anleiterin sehen konnten.

»Frau Tippelkamp, was ist los?«, fragte ich.

»Du musst flüstern!«, antwortete sie.

»Ja, okay, wir flüstern«, sagte ich leise. »Aber warum?«

»Dahinten sind die Flintenweiber«, kam es leise zurück, »die wollen dich umbringen!«

Falls Ihnen der Begriff »Flintenweiber« nichts sagt, keine Sorge: Mir war er auch neu. Ich wusste jedoch, dass sie nichts Gutes bedeuten konnten, schon allein deshalb, weil sie mir nach dem Leben trachteten.

»Die wollen dich umbringen, geh auf die Knie! Geh auf die Knie!«

Frau Tippelkamp wurde immer panischer, und ich überlegte kurz, was ich nun am besten tun könnte. Hinter mir standen zwar keine Flintenweiber, aber meine Anleiterin, die ich von meiner Arbeit überzeugen wollte. Doch schließlich wusste ich: Ich kann Frau Tippelkamp nur helfen, wenn ich mich in ihre Welt begebe. Also handelte ich intuitiv und hockte mich hin.

»Und jetzt?«, flüsterte ich Frau Tippelkamp zu, die es zu beruhigen schien, dass ich mich in Deckung begeben hatte. Ihre Augen entspannten sich ein wenig. Also stand ich langsam wieder auf und beugte mich zu ihr.

»Sind sie weg?«, fragte ich sie.

»Nein, nein! Sie kommen gerade! Krabbel raus, krabbel raus! Geh, geh, geh, geh!«

Die Situation war noch nicht überstanden. Also krabbelte ich aus dem Zimmer. An der Tür stand ich wieder auf und drehte mich um – aber schwuppdiwupp, waren die Flintenweiber weg, und ich war der Dieb! Frau Tippelkamp deutete mit dem Finger auf mich und rief: »Er hat meine Handtasche geklaut! Meine Handtasche ist weg! Meine Handtasche!«

Frau Tippelkamps Realität war an diesem Tag eine Abfolge von starken Erinnerungen, die willkürlich oder durch alle möglichen Reize ausgelöst wurden. In der Betreuung muss man sich dann auf die schnell wechselnden Situationen einlassen. Ich tauschte deshalb einen kurzen Blick mit meiner Anleiterin, mit dem wir uns verständigten, dass sie ab jetzt übernehmen würde. Derweil tat ich, was jeder gute Dieb tun würde: Ich flüchtete.

»Keine Sorge, Frau Tippelkamp«, hörte ich meine Anleiterin noch. »Der ist weg, ich rufe die Polizei!«

Das beruhigte Frau Tippelkamp dann endlich. Plötzlich war auch die Handtasche wieder da.

Weil wir nicht wussten, was die Auslöser gewesen waren und ob Frau Tippelkamps Gefühlslage durch mich oder irgendetwas an mir wieder umschlagen würde, hielt ich mich an diesem Tag von ihrem Zimmer fern, und die Kolleg:innen kümmerten sich um sie.

Als »Flintenweiber« wurden in der Nazipropaganda übrigens die 800 000 bis eine Million Soldatinnen der sowjetischen Roten Armee bezeichnet, die während des Zweiten Weltkriegs zwischen 1941 und 1945 gegen die deutsche Wehrmacht kämpften.

Ihre Welt sind die Berge

Die Bewohner:innen des gerontopsychiatrischen Bereichs haben meist Mehrfacherkrankungen, fachlich spricht man hier von Multimorbidität. Manche Bewohner:innen können tagsüber durch die Gegend laufen, andere sind immobil, also auf den Rollstuhl angewiesen, oder können nur noch im Bett liegen. In dieser Gruppe wiederum gibt es solche, die sich mit Worten mitteilen können, bei anderen sind Krankheiten und Alter so weit fortgeschritten, dass sie sich nur noch durch Blicke oder Gesten verständigen. Besonders Letzteren kann die basale Stimulation guttun, also die Ansprache über die Körpersinne. Das ist eines der Dinge, die ich im Sozialen Dienst am liebsten gemacht habe.

Diese Art der körpersinnlichen Stimulation ist generell gut, um im Umgang mit an Demenz erkrankten Menschen ihre Wahrnehmungen zu aktivieren und zu fördern. Dafür gibt es ganz unterschiedliche Methoden, die beispielsweise auch in die tägliche Grundpflege »eingebaut« werden können. Wir tun dies unter anderem mithilfe des sogenannten Snoezelwagens. Das ist mein absolutes Lieblingsteil. Sie können es sich vorstellen wie einen kleinen Schrank mit Rollen. Ausgestattet ist er mit allen möglichen Dingen, die die unterschiedlichen Sinne anregen können: einer Musikanlage für die auditive Wahrnehmung, Duftverneblern für olfaktorische Stimulation, einem Projektor, der Sterne, Formen oder Farben an die Wand oder Decke projizieren kann, Strängen mit LED-Lichtern und vieles mehr. Dass die unterschiedlichen Sinne durch Musik, Gerüche oder Berührungen angeregt werden, kann dabei helfen, Wahrnehmungs- und Kommunikationskompetenzen zu erhalten. Es gibt zwei verschiedene Arten der basalen Stimulation, die aktivierende und die beruhigende. Aktivierend ist mehr das Training der Sinne, während die beruhigende Variante auch beim Stressabbau hilft. Und Stress entsteht bei Menschen mit Demenz schon allein durch die Desorientierung sehr stark.

Den Einsatz des Snoezelwagens habe ich gerne auf die jeweilige Biografie der Bewohner:innen abgestimmt. Eine Frau Tippelkamp liebte die Berge und war zeitlebens zusammen mit ihrem Mann gewandert. Ihre Tochter hatte uns im Biografiegespräch erzählt, dass sie besonders die frische Luft, den Wind und das Vogelgezwitscher genossen hat. Frau Tippelkamp war mittlerweile immobil und konnte sich nicht mehr verbal äußern. Ich fuhr also gerne mit dem Snoezelwagen zu Frau Tippelkamp ins Zimmer, weil sie positiv auf basale Stimulation, Berührungen und Ansprache reagierte.

Ich startete immer mit einer Initialberührung, indem ich beispielsweise meine Hand ganz sanft auf ihren Arm legte und sie begrüßte. Dann erklärte ich ihr, was jetzt passiert: »Frau Tippelkamp, ich bin mal wieder mit dem Snoezelwagen da, das mögen Sie ja so gerne. Ich mache als Erstes mal ein bisschen Musik an.«

Dann startete ich eine CD mit Naturgeräuschen. An ihren Augen konnte ich sofort sehen, dass sie die Klänge und Geräusche wahrnahm. Dann erzählte ich ihr dazu ein bisschen was aus ihrem Leben: »Die Musik läuft schon, Frau Tippelkamp, das hören Sie gerade. Erinnern Sie sich an die Berge? Da waren Sie ja immer so gerne.«

Dabei beobachtete ich Frau Tippelkamp sehr genau, auch um zu sehen, ob ihr irgendeine Sinneswahrnehmung womöglich unangenehm wurde. Die hätte ich dann sofort beendet. Aber bei dieser Frau Tippelkamp war richtig zu sehen, wie aufmerksam sie meinen Erzählungen lauschte. Auch die Reaktionen auf meine Berührungen waren nicht ablehnend. Selbst wenn ein:e Bewohner:in sich nicht mehr gut bewegen kann, ist das zu spüren. Wenn ich beispielsweise eine Hand massiere, merke ich, ob die Muskeln sich an- oder entspannen, und kann daran erkennen, ob die Massage genossen wird oder nicht. Diese Frau Tippelkamp war außerdem noch in der Lage, ihre Hand leicht wegzuziehen, was sie aber nicht tat. Als Alltagsbegleiter:in lernt man, selbst auf die kleinsten Signale zu achten, die man von den Bewohner:innen über die Zeit ziemlich gut einzuschätzen lernt.

Die Musik, die Naturgeräusche, meine sanfte Massage mit einer Creme, die ich mit einem Duftöl vermischt hatte, sowie der Himmel, den ich mit dem Projektor an die Decke warf, sorgten dafür, dass Frau Tippelkamp sich zusehends entspannte. Ich erzählte derweil weiter von den Bergen und was es beim Wandern alles zu bestaunen gab. Erinnerte sie an den Wind in den Haaren und die klare, frische Luft. Langsam strich ich ihre Arme von oben nach unten aus, und nun war auch Frau Tippelkamps Atmung ganz ruhig und gleichmäßig.

Die Einzelbetreuung mit dem Snoezelwagen ist ganz anders, als singend durch den Garten zu laufen oder die Bewohner:innen sonst wie scherzend und lachend zu aktivieren, was ich auch wirklich mochte. Genauso liebte ich es aber auch, für Beruhigung zu sorgen, was Frau Tippelkamp hier in diesem Zimmer wirklich half. Wir können nicht in ihre Gedanken schauen, um zu überprüfen, wie es ihr gerade geht. Aber aus meiner Erfahrung weiß ich, dass es Menschen mit Demenz in Angst und Schrecken versetzen kann, wenn sie nicht mehr wissen, wo, wann und wer sie sind. Wie muss es jemandem gehen, der sich zusätzlich nicht mehr bewegen oder äußern kann? Natürlich waren auch ihr Angst oder Unruhe anzusehen, allein schon durch angespannte Muskeln, flache oder schnelle Atmung oder verengte Augen. Den Grund für Frau Tippelkamps Unruhe wussten wir jedoch nie und konnten deshalb nicht darauf eingehen. Aber wir wussten, wie sehr sie die kleinen Snoezel-Wanderungen entspannten. Sie konnte sie wahrnehmen, und sie taten ihr gut. Was wiederum ein großer Teil dessen war, warum ich meinen Job immer mehr liebte. Meiner Meinung nach gehört in jede stationäre Langzeitpflege mindestens ein Snoezelwagen.

Alle Wege führen nach Rom in die Pflege

Mit jedem Jahr, das ich als Alltagsbegleiter arbeitete, kam ich mehr und mehr in meinem Job an. Ich wusste, wie gut ich war, und tat alles dafür, um noch besser zu werden. Ich sprach den Fachjargon fließend, bekam tolles Feedback und schwebte auf meiner Motivation dahin wie auf einem Hoverboard. Ich liebte die Zusammenarbeit mit den Bewohner:innen und nahm am Ende eines jeden Tages ein volles Herz mit nach Hause. Das alles war einfach voll mein Ding.

Es kam, wie es immer irgendwann kommt: Ich wollte mehr. Also überlegte ich, wie ich auf meine jetzige Position in der Fachrichtung Demenz aufbauen könnte. Wenig später lag es auf der Hand: Ja, Jim, du wirst jetzt mal schön gerontopsychiatrische Fachkraft. Perfekt.

Nach meinen Schichten telefonierte ich also sämtliche Schulen im näheren Umkreis ab, die eine solche Weiterbildung anbieten. Ich erklärte, dass ich als Alltagsbegleitung schon viel Erfahrung im Umgang mit Menschen mit Demenz gesammelt habe – und spätestens da hörte ich es jedes Mal am anderen Ende der Leitung stocken. Ich fragte nach: »Gibt es ein Problem?«

»Sie sagen, Sie arbeiten als Alltagsbegleitung?«

»Ja genau.«

»Für diese Weiterbildung brauchen Sie bei uns allerdings ein Examen in Altenpflege.«

»Und da kann ich auch nicht als Quereinsteiger rein?«

»Nein.«

Und mit diesem einen Wort war ich wieder an einem mir wohlbekannten Punkt angelangt, an dem ich mich schon oft in meinem Leben wiedergefunden hatte und mein Schicksal mich fragte: »Jim, möchtest du nicht doch Altenpfleger werden?«

»Auf. Gar. Keinen. Fall«, antwortete ich entschieden.

Der Chef des Sozialen Dienstes, der im Laufe der letzten Jahre zu meinem Mentor geworden war, legte ein wenig den Kopf schief, als ich ihm vom ernüchternden Ergebnis meiner Recherche erzählte.

»Und warum machen Sie das pflegerische Examen nicht einfach?«

»Auf keinen Fall!« Ich wieder.

»Ist es denn nicht wenigstens eine Überlegung wert?« Mein Chef lächelte mich an.

»Pflege ist nichts für mich. Sie wissen das doch. Und mal ehrlich, können Sie sich mich in der Pflege vorstellen?«

Als Antwort bekam ich nur ein weiteres Lächeln von meinem Chef, das ich im Nachhinein als »wissend« bezeichnen möchte.

Doch damals ging ich nach dem Gespräch erst einmal sehr emotional aufgeladen nach Hause. Vor meinem Chef hatte ich es mir nicht anmerken lassen, schließlich war er mein Chef, aber ich tobte innerlich. Der Glückliche, der die ganze Szene dann abbekam, war mein Mann Markus: »Ich bin entsetzt, Markus! Entsetzt!« Verärgert lief ich im Zimmer auf und ab. »Wie kann es sein – NACH FÜNF JAHREN ALLTAGSBEGLEITUNG –, dass ich IMMER NOCH darauf angesprochen werde, ob ich Pfleger werden will?! Warum versteht keiner, dass ich einfach nicht in die Pflege will?! WARUM?!«

Ich war maßlos enttäuscht darüber, dass ich in meinem Umkreis keine Weiterbildung zur Gerontofachkraft für Alltagsbegleiter:innen finden konnte. In meiner Vorstellung wäre das einfach großartig gewesen. Ich wäre ein Jahr in die Schule gegangen, hätte eine Facharbeit geschrieben und wäre danach Alltagsbegleitung mit Zusatzqualifikation gewesen.

In der Realität machte das allerdings blöderweise überhaupt keinen Sinn. Von Alltagsbegleiter:innen wurde psychosoziale Betreuung geleistet. Die Zusatzqualifikation, die mir vorschwebte, kam mit den examinierten Pflegekräften, die sich in die Richtung weitergebildet hatten. Eine Alltagsbegleitung mit Weiterbildung, aber ohne pflegerisches Können wurde bei uns einfach nicht gebraucht. Und wer hätte das auch finanziert? Alltagsbegleiter:innen waren refinanzierte Stellen durch die Pflegekasse. Gerontofachkräfte wurden vom Haus selbst bezahlt. Mein Wunsch passte vorne und hinten nicht in die Realität. Seufz.

Zwei Tage oder drei Tage später kam das Thema Pflegeausbildung während der Arbeit schon wieder auf den Tisch. Und zwar wieder von meinem Chef, denn er hatte mich kurz zuvor zu sich gerufen. Ihm gefiel die Idee offenbar so sehr, dass er den völlig utopischen Plan ins Auge gefasst hatte, mich zu überreden. Dieses Mal verlor ich sogar vor meinem Chef ein wenig die Ruhe: »So, jetzt reichts! Nein. Ich möchte nicht. Wie oft soll ich das denn noch sagen? Entweder Sie verstehen es und lassen mich in Ruhe oder …« Ich sprach den Satz nicht zu Ende. Das traute ich mich dann doch nicht.

Dafür aber sagte ich am Abend zu Markus: »Ich schwöre dir: Wenn der mich noch mal darauf anspricht, gehe ich. Ich gehe einfach. Die wollen mich in die Pflege stecken! Ich geh dann einfach!«

Durch die Ambitionen meines Chefs bildete ich mir langsam, aber sicher ein, dass mir mein Job als Alltagsbegleiter weggenommen werden sollte. Klar, ich sah ja auch jeden Tag, wie sehr Pflegekräfte gebraucht wurden. Ich bekam jeden Tag mit, was Pflege alles leistet, weil sie es leisten muss. Wie die Pflegerinnen und Pfleger gestresst und schwitzend die Flure entlanghetzten und dennoch mit ihrer Arbeit kaum fertig wurden. Wieso sollte ich dafür die psychosoziale Betreuung aufgeben, bei der ich mich um die Bewohner:innen kümmern, auf sie eingehen und mit ihnen spazieren gehen kann?

In den vergangenen fünf Jahren hatte ich mir als Alltagsbegleiter ein Standing erarbeitet und dass ich als professionell wahrgenommen wurde. Das wollte ich auf keinen Fall wieder verlieren. Ich fühlte mich auch wie der Animateur schlechthin. Auf jedem Wohnbereich kannte man mich. Ich war so was wie der Popstar unter den Alltagsbegleiter:innen. Ich war »Jimmy«, wie mich die Bewohner:innen nannten, und ich war voll dabei. Immer da. Nie krank. Warum wollte man mir das nehmen? Ja, ich wollte mich gerne weiterentwickeln, dafür auch gerne aus meiner Komfortzone heraustreten. Aber ich wollte dies als Weiterführung meiner bisherigen Arbeit tun – und nicht als Pflegeschüler mit komplett anderen Aufgaben wieder bei null beginnen.

»Die können mich nicht als Alltagsbegleiter rauswerfen«, sagte ich zu Markus, als ich mir wieder einmal besonders fürchterlich ausmalte, wie ich meinen Job verlieren könnte, nur weil ich kein Pfleger werden wollte, »haben die denn Herrn Tippelkamp und die teure Uhr vergessen?«

Herr Tippelkamp und die Uhr

Sie fragen sich jetzt, warum aus Frau Tippelkamp plötzlich Herr Tippelkamp wird? Zu Recht. Wie ich anfangs schrieb, ist Frau Tippelkamp ein Pseudonym und kann für jedes Geschlecht stehen. Allerdings klappt das bei dieser Begebenheit nicht so richtig, was an einer wirklich großen, teuren Uhr liegt. Wenn ich mir vorstelle, Frau Tippelkamp würde so eine schwere Uhr am Handgelenk hinter sich herziehen, kann ich kaum ernst bleiben. Also erzähle ich in dieser Geschichte der Einfachheit halber von »Herrn Tippelkamp«.

Herr Tippelkamp lebte nach einem Selbstmordversuch schon seit den 70er-Jahren bei uns. Seitdem hatte er die Einrichtung nie verlassen. Auch blieb er generell oft einfach nur in seinem Zimmer. Herr Tippelkamp war schwer depressiv und hatte viele unterschiedliche Erkrankungen. Ich ging regelmäßig zu ihm für eine Einzelbetreuung.

Eines Tages, es war schönes Wetter und angenehm warm, sagte ich: »Kommen Sie, wir gehen mal raus.«

Herr Tippelkamp hatte keine Einwände, zumindest sagte er nichts weiter dagegen. Wir steuerten den Ausgang an – ich zu Fuß und Herr Tippelkamp in seinem elektrischen Rollstuhl. Bevor wir jedoch dort ankamen, lief uns die Wohnbereichsleitung über den Weg.

»Wo wollen Sie denn hin?«

»Raus«, antwortete ich.

Die Wohnbereichsleitung schaute mich stirnrunzelnd an, dann sagte sie: »Jim, kann ich dich kurz in meinem Büro sprechen?«

Erst dort erfuhr ich, dass Herr Tippelkamp seit seinem Einzug nicht mehr draußen gewesen war, weil er sich immer mit Händen und Füßen dagegen gewehrt hatte. Natürlich wollte die Wohnbereichsleitung nun wissen, wie ich es geschafft hatte, ihn zu überreden.

»Ich habe einfach gesagt, wir gehen mal raus. Ich habe ja nicht gewusst, dass er das nicht öfter macht.« Nun war auch ich verblüfft. Aber ich fühlte mich auch unglaublich bestätigt, dass ich in diesem Beruf richtig war. Ich wusste selbst nicht genau, wie ich es machte, aber ich drang zu den Menschen durch. Als wäre die Tür in ihre Welt für mich immer geöffnet. Ich spazierte einfach hindurch, ganz intuitiv.

Zurück bei Herrn Tippelkamp setzten wir unseren Weg ins Freie fort. Kaum waren wir im Außengelände, preschte er mit seinem Elektrorollstuhl voran, sodass ich ihm nur im Laufschritt folgen konnte. Er hatte so einen Speed drauf, dass ich mir schon nach wenigen Minuten wie der Teilnehmer eines Minimarathons vorkam. Ich sagte allerdings nichts dagegen, damit er kein schlechtes Gefühl bekam. Allerdings scherzte ich: »Sagen Sie, gibt es für den Rolli hinten ein Trittbrett, damit ich bei Ihnen mitfahren kann?«

Und dann, weil es ihm die beste Betreuung bieten wollte, aber auch, weil es mich persönlich interessierte, musste ich das Thema bei Herrn Tippelkamp ansprechen: »Und Sie sind sonst nie draußen?«

»Nö«, kam es von Herrn Tippelkamp, dessen weiche Haare

ein wenig im lauen Wind wehten. Mir zog es das Herz zusammen.

»Aber warum denn nicht?«

Herr Tippelkamp antwortete nicht darauf, sondern genoss einfach die rasante Rollifahrt. Für mich stand fest: Ab jetzt würden wir umso mehr Zeit draußen verbringen. Im Kopf stellte ich meine Betreuungsplanung für das Quartal bereits neu zusammen: »Um weitere Isolationstendenzen zu vermeiden und Herrn Tippelkamp Aktivitäten im Freien zu ermöglichen, werden ab sofort Spaziergänge im Rahmen der Einzelbetreuung geplant. Ablehnung wird im Sinne seiner Selbstbestimmung akzeptiert.«

Die individuelle Betreuungsplanung wurde ab sofort umgesetzt. Bei jeder zweiten Einzelbetreuung in der Woche versuchte ich, Herr Tippelkamp zu Spaziergängen zu motivieren, wenn er dafür in der richtigen Stimmung war. So wagten wir uns Stückchen für Stückchen immer weiter aus seiner Komfortzone. Erst blieben wir im Außengelände, dann ging es auch mal weiter weg.

Weil Herr Tippelkamp nie etwas unternommen und nie für irgendetwas Geld ausgegeben hatte, besaß er ziemlich große Reserven. Sein Betreuer lag ihm schon ewig damit in den Ohren, dass er sich von einem Teil davon einfach mal eine richtige Freude machen sollte. Ich hatte eine Idee: »Dann lassen Sie uns doch mal einen Ausflug in die Stadt machen. Dort kaufen Sie sich was Schönes.«

»Ne. Ne, da sind zu viele«, kam es von Herrn Tippelkamp.

»Aber ich bin ja bei Ihnen die ganze Zeit. Anstatt hier im Zimmer zu sitzen, können wir ganz entspannt in die Stadt fahren. Was würden Sie sich denn kaufen wollen?«, fragte ich ihn, um ihn zu motivieren.

»Eine Uhr. Eine teure Uhr!«, antwortete Herr Tippelkamp wie aus der Pistole geschossen.

»Eine teure Uhr? Na, wenn's sonst nichts weiter ist?«, entgegnete ich lachend. »Dann lassen Sie uns mal losgehen, damit Sie sich in Ruhe eine aussuchen können.«

Mit diesem Ziel vor Augen jagte auch unser mittelgroßes Städtchen dem scheuen Herrn Tippelkamp keine Angst mehr ein. Zumindest nicht, bis wir ins Stadtzentrum kamen. Ich hätte mich ohrfeigen können, als ich die Bescherung sah: Es war Markt! Natürlich war es an diesem Tag viel voller als sonst, aber ich schaltete sofort auf Plan B und lotste Herrn Tippelkamp durch ruhige Seitenstraßen. Die Menschenmengen auf dem Platz hätten sonst womöglich für eine Reizüberflutung oder gar eine Panikattacke gesorgt, und beides galt es unbedingt zu vermeiden. In Gedanken wiederholte ich immer wieder die Telefonnummer des Wohnbereichs, falls etwas passieren sollte. Gleichzeitig befürchtete ich, dass Herr Tippelkamp den Ausflug abbrechen könnte, weil ihm die Seitenstraßen-Schleichwege zu lange dauerten.

Unsere Route führte uns aber schließlich zum Uhrengeschäft, wo Herr Tippelkamp alle Exemplare gründlich in Augenschein nahm. Wenig später verließen wir beide den Laden mit einem zufriedenen Lächeln im Gesicht – und im Falle von Herrn Tippelkamp: mit einer dicken Uhr am Handgelenk.

Diese Geschichte ist mir wieder in den Sinn gekommen, weil sie mir damals so viel gegeben hat. Wie Sie sich sicher schon gedacht haben, ist die Altenpflege keine Einbahnstraße. Es ist unglaublich, was man von den Menschen zurückbekommt. Ich meine damit nicht nur Dankbarkeit, sondern durch die menschliche

Beziehung entsteht ein großes Vertrauen. Als Alltagsbegleiter wurde ich Bezugsperson, Ansprechpartner und ein Vertrauter, mit dem die Bewohner:innen über Dinge wie beispielsweise die eigene Biografie, Sorgen oder Trauer sprechen konnten. Über Themen, die sie vielleicht bei der eigenen Familie nur ungern oder schwer adressieren konnten. Und dieses Sinnstiftende sollte ich aufgeben, um in die Pflege zu wechseln? Auf gar keinen Fall. Wer würde mit ihm weiter in die Stadt fahren?

Herr Tippelkamp lehrte mich jedoch zusätzlich noch etwas ganz Entscheidendes: nämlich wie wichtig professionelle Distanz in meinem Beruf ist. Denn Herr Tippelkamp war für mich mehr gewesen als ein freundlicher Bewohner, den ich betreut hatte. Er war zu meinem Freund geworden, einem Vertrauten, dem auch ich viel aus meinem Leben erzählte. Wir lachten sehr viel gemeinsam. Selbst wenn er einen schlechten Tag hatte, schaffte ich es irgendwie, ihn wenigstens zu einem Lächeln zu bringen.

Eines Tages, als ich zur Schicht kam, sah ich, wie alle Kolleg:innen in sein Zimmer rannten. Sofort wurde ich kreidebleich, und mein ganzer Körper erstarrte. Herr Tippelkamp war an diesem Morgen in seinem Bett erstickt. Er hatte sich trotz seiner großen körperlichen Einschränkungen irgendwie auf den Rücken gedreht, hatte sich dann leider übergeben müssen und war von allein nicht wieder zurück auf die Seite gekommen. Obwohl ich noch nicht wusste, was passiert war, stand ich dort auf dem Flur und ahnte es. Schwester S. legte mir eine Hand auf die Schulter.

»Unser Herr Tippelkamp ist gerade gestorben«, sagte sie und führte mich ins Dienstzimmer, wo ich umgehend zusammenklappte. Ich saß dort auf einem Stuhl und heulte wie ein

Wasserfall. Den ganzen Tag konnte ich mich kaum beruhigen.

Ich durchlebte einen richtigen Trauerprozess, der Wochen und Monate andauerte. Auch heute kann ich kaum an Herrn Tippelkamp und diesen Morgen denken, ohne dass mir Tränen in die Augen treten. Doch ich hatte wie gesagt etwas sehr Wichtiges gelernt. Nämlich dass die Balance zwischen Nähe und Distanz nicht nur irgendein theoretisches Thema ist, sondern essenziell für die eigene Gesundheit in diesem Beruf. Und zwar egal, in welcher Position man arbeitet – ob als Alltagsbegleitung, Reinigungskraft, examinierte Fachkraft oder Servicekraft. Wir alle haben Kontakt zu den Bewohner:innen, aber wenn wir ihn zu nah werden lassen und nicht in unserer Professionalität bleiben, laufen wir Gefahr, uns viel mehr zuzumuten, als wir verarbeiten können. Diese professionelle Haltung ist so wichtig, weil wir im Gesundheitswesen auch einer enormen mentalen Belastung ausgesetzt sind.

Heute sehe ich das so: Herr Tippelkamp hatte mir nicht nur seine Freundschaft geschenkt, sondern durch die Erfahrung der tiefen Trauer auch die Professionalität, die ich für meinen weiteren Weg brauchte. Es war sein Abschiedsgeschenk an mich. Und dafür werde ich ihm immer dankbar sein.

3

Lost in Station

Mein Weg in die Pflege

Mit fast schon mafiösen Mitteln wurde ich dann in Richtung Ausbildungsvertrag geschubst. Nun gut: Ganz so schlimm war es natürlich nicht. Aber es gab schon etwas, was man mit ein bisschen gutem Willen als »verschwörerisch« bezeichnen konnte. Mein Chef initiierte nämlich ein Treffen für mich mit dem Pflegedienstleiter.

Der allerdings stand der Idee »Jim Ayag geht in die Pflege« eher skeptisch gegenüber, weil ich im Laufe der Jahre das ein oder andere Mal betont hatte, dass dies für mich niemals infrage kommen würde.

Zum vereinbarten Termin ging ich in das Büro des Pflegedienstleiters. Was dann geschah, setzte eine Verhaltenskette bei mir in Gang, die mich direkt in Richtung Ausbildung katapultierte. Und das kam so: Der Pflegedienstleister prüfte mich auf Herz und Nieren. Bevor er sich nämlich meinem Chef in seiner Überzeugung anschloss, wollte er auf Nummer sicher gehen. Blöderweise übernahm an dieser Stelle mein Ehrgeiz kurzerhand die Kontrolle über meine rationale Entscheidungsfähigkeit: Ich werde abgefragt? Dann will ich eine Eins mit Sternchen! Aber mindestens! Ich wollte mich unbedingt beweisen! Ich wusste nach fünf Jahren Alltagsbegleitung und der Weiterbildung in meiner Freizeit schließlich eine ganze Menge und warf nur so mit Fachwissen um mich.

Erst hinterher wurde mir so richtig bewusst, was ich angerichtet hatte. Ich hatte nicht nur den Weg in Richtung Pflege eingeschlagen, sondern ihn noch mit Blumen und Girlanden geschmückt! Denn nach dem Gespräch war der Pflegedienstleister ausgesprochen begeistert: »Herr Ayag, Ihr Chef hat recht! Sie sind für die Pflege geeignet, machen Sie das auf jeden Fall.« Und dann ergänzte er: »Ich sag Ihnen was: Wir machen jetzt Nägel mit Köpfen. Der Ausbildungsvertrag wird direkt aufgesetzt, Sie schlafen eine Nacht drüber und unterschreiben morgen. Am 1. Oktober können Sie mit der Ausbildung beginnen.«

Wie vor den Kopf geschlagen lief ich nach Hause. Kaum war die Haustür hinter mir ins Schloss gefallen, fing ich auch schon an zu heulen. Ich ärgerte mich maßlos über mich selbst: Warum hatte ich denn so gute Antworten gegeben? Warum hatte ich mich nicht einfach doof gestellt? Dann hätte der Pflegedienstleister gesehen, dass ich mich nicht eigne, und ich hätte Alltagsbegleiter bleiben können!

Während ich noch Rotz und Wasser heulte, stritten sich zwei Stimmen in mir: *Jetzt überleg doch mal: Du hast so gute*

Antworten gegeben, du kannst also schon alles ein bisschen, mach das doch einfach. Den Rest wirst du lernen. – Nein! Ich will das nicht, dann muss ich die Leute waschen und schwer heben und habe gar keine Zeit mehr für die Einzelbetreuung – und das ist es doch, was ich so liebe!

Es war ein einziges Hin und Her in meinem Kopf. Außerhalb davon ging das Ganze dann auch noch weiter: Sowohl mein Mann als auch meine Familie wollten mir die Ausbildung ausreden. Nicht aus Gemeinheit – ganz und gar nicht! –, sondern weil sie noch immer wirklich überzeugt davon waren, dass das nichts für mich war. Sie schauten mich liebevoll an und sagten Dinge wie: »Jim, wir lieben dich alle, aber lass es lieber. Du wirst das anfangen und dann nicht zu Ende machen, weil dir die körperliche Arbeit spätestens im Mittelkurs zu hart werden wird. Es gibt Früh- und Nachtschichten, und du wirst auch einen Teil der Ausbildung im Krankenhaus absolvieren müssen.«

Allein das Wort »Krankenhaus« war für mich schon Horror. Dann die ganzen Klausuren, die Schule ... Die zweite Stimme in meinem Kopf hatte ganz klar die besseren Argumente. Und trotzdem gewann die erste.

Denn als ich die folgende, sehr unruhige Nacht hinter mich gebracht hatte, stand ich auf, ging duschen, zog mich an und sagte mir dann: »Scheiß drauf, ich mach das jetzt. Ich blamiere mich nicht, ich mache das. Ich zieh den Kram durch, gehe da heute hin und unterschreibe den Ausbildungsvertrag. Und dann zeige ich allen, was ich draufhabe.«

Da war er wieder: mein Freund, der Ehrgeiz.

So kam es, dass ich wenig später unterzeichnete – und damit war die Sache geritzt. Ab dem 1. Oktober würde ich Pflegeschüler sein. Womit mir noch knapp drei Monate blieben, meine Entscheidung zu bereuen und mir lauter wilde Theorien zurechtzulegen. Und dass die Vorstellung, mein Chef hätte mich loswerden wollen, ausgemachter Blödsinn war, erkannte ich spätestens bei meiner Verabschiedung aus dem Sozialen Dienst, denn er und meine Kolleg:innen hatten ein großes Fest für mich organisiert. Dort sagte mir mein Chef dann auch, dass er einen wirklich sehr guten Alltagsbegleiter verliere. Dass er dies aber in Kauf nehme, weil er wisse, dass ich ein ebenso guter, wenn nicht sogar besserer Pfleger werden würde. Das rührte mich sehr. Mein Chef hatte nicht egoistisch gedacht und an mir festgehalten. Sondern er hatte mein Potenzial erkannt und auch, was diese Ausbildung für meinen weiteren Lebensweg bedeuten konnte. Aus heutiger Sicht bin ich ihm für seine Initiative sehr dankbar.

Eines hatte ich mir jedoch nicht nehmen lassen, als es zur Unterschrift des Vertrages kam: Ich hatte beim Pflegedienstleister durchgesetzt, dass ich meine Ausbildung genau dort absolvieren konnte, wo ich bereits war – im gerontopsychiatrischen Bereich des Seniorenheims. Das musste der Pflegedienstleiter erst mit der Bezirksregierung und der Schule aushandeln, denn eigentlich war während der dreijährigen Ausbildungszeit nur ein 160-stündiger »Geronto-Einsatz« vorgesehen.

Schließlich wurde das Ganze bei mir nach Zustimmung aller beteiligten Stellen umgedreht. Statt eines Geronto-Einsatzes und der restlichen Zeit auf einem Wohnbereich mit orientierten Bewohner:innen bekam ich, was ich wollte: Ich durfte meine Ausbildung in dem mir bekannten Wohnbereich absolvieren. Den 160-Stunden-Einsatz würde ich stattdessen in einem Wohnbereich mit orientierten Bewohner:innen machen.

Rein prüfungstechnisch war das natürlich eine Art Kamikaze,

denn wie ich schon aus der Alltagsbegleitung wusste: Der Ablauf von Prüfungen auf gerontopsychiatrischen Bereichen war absolut unvorhersehbar.

Anatomie ist der Feind

Die Ausbildung begann mit einem sechswöchigen Theorieblock. Je mehr ich dort hörte, desto kleiner wurde ich innerlich. Ich war umgeben von Menschen mit pflegerischer Vorerfahrung, weil sie beispielsweise ein Freiwilliges Soziales Jahr gemacht oder als Pflegehelfer:innen gearbeitet hatten. Der Einzige, der so was von null Ahnung hatte, war ich. Beispielsweise wurde uns ein kilometerlanges Tafelbild zur Grundpflege vorgesetzt. Darauf war wirklich jeder Waschlappen und jede kleine Handlungskette beschrieben. Ich brauchte Stunden, um das abzumalen! Wer hätte gedacht, dass Waschen so kompliziert sein kann? Und egal, wie kleinteilig Sie sich das jetzt vielleicht vorstellen, nehmen Sie das Ganze mal 100! Für mich waren das alles böhmische Dörfer.

Auch hatte ich natürlich das pflegerische Fachvokabular schon oft gehört, aber detailliert etwas drunter vorstellen konnte ich mir dann doch nicht. Ich wusste, dass Frau Tippelkamp »mobilisiert« werden musste, aber was bedeutete das genau, welche Möglichkeiten gab es? Wie waren die Handgriffe?

Als Alltagsbegleiter wusste ich: Aus dem Bett holen ist mobilisieren. Eigentlich aber wird das als »Transfer« bezeichnet. Mobilisieren ist also viel mehr, nämlich alle Maßnahmen, die getroffen werden können, um die Bewohner:innen möglichst beweglich zu halten. Oder ihre Beweglichkeit zu verbessern.

Auch geht es hier um die Aufrechterhaltung der Selbstständigkeit: Was die Bewohner:innen selbst tun können, sollen sie auch selbst machen – und das möglichst oft, damit sie körperlich nicht »abbauen«.

In der Schule war dann auch viel von »positionieren« die Rede. Mir blieb nichts anderes übrig, also meldete ich mich: »Was meinen Sie denn mit dem Positionieren? Rolle ich Frau Tippelkamp übers Bett? Und zu welcher Seite?«

Die Antwort kam prompt: »Sie rollen nicht, Sie positionieren, Herr Ayag.«

Ach so. Gut zu wissen.

Aber schlauer war ich nun auch nicht.

Zum Glück gab es einen Demoraum mit echten Betten und Puppen, an denen jeder Handgriff geübt wurde, bis er saß. Während ich die Demo-Bewohner:innen hin und her positionierte, dachte ich des Öfteren: *Das ist es also. Jetzt bist du derjenige, der mobilisiert. Du wirst nicht mehr im Türrahmen stehen und darum bitten, dass Frau Tippelkamp für den Spaziergang fertig gemacht wird. Nein, DU wirst jetzt die schwere Arbeit machen und danach mit Glück noch drei Zehntelsekunden Zeit haben, um zuzusehen, wie irgendeine Alltagsbegleitung mit deiner Frau Tippelkamp raus in den Sonnenschein läuft und schön singt. Du bist so clever, Jim, so clever.*

In den sechs Wochen wurden uns alle Basics erklärt und beigebracht, die wir für unseren ersten Praxiseinsatz als Pflegeschüler:innen brauchen würden. Wir lernten, wie wir mit typischen Alterserscheinungen wie beispielsweise Kontrakturen, das sind Gelenkversteifungen, umgehen müssen. Wenn also eine Bewohnerin ihren Arm nicht mehr strecken oder ein

Bewohner die Hand nicht mehr gerade machen kann. Eine Kontraktur kommt selten allein, und oft hatten die Bewohner:innen davon gleich mehrere. Das macht pflegerische Tätigkeiten wie Waschen, Anziehen oder Mobilisieren natürlich wesentlich komplizierter.

Eines wurde mir in diesem ersten Theorieblock schnell klar: Zwischen dem, was ich hier lernte, und der Realität klaffte eine Schlucht so groß wie der Grand Canyon. Also mindestens. Bei den kleinteiligen Beschreibungen zum Thema Waschen beispielsweise dachte ich: *Mein Gott, dafür haben Pflegekräfte in Wahrheit doch gar keine Zeit!* Ich hatte ja den Stress gesehen, den die Pfleger:innen hatten. Wie sie verschwitzt die Gänge rauf und runter rannten, um alles zu schaffen und allen gerecht zu werden. Theorie und Praxis waren hier zwei ganz verschiedene Paar Schuhe. Damit meine ich nicht, dass die Pflegekräfte ihre Arbeit nicht gewissenhaft, freundlich und empathisch machten. Aber was ich hier lernte, passte eher zu einem High-Class-Beauty-Retreat als zum Alltag der Pflege.

Doch so eingeschüchtert ich anfangs vielleicht war, nichts hatte mich darauf vorbereitet, auf meinen absoluten Endgegner zu treffen: Anatomie. Hier waren unsere Lehrkräfte eine Mischung aus Pflegepädagogen sowie Ärzten und Ärztinnen, die uns Pflegeschüler:innen manchmal etwas von oben herab behandelten. Manche Klischees stimmen halt einfach. Ich weiß nicht, ob es irgendeinen Weg gegeben hätte, dass Anatomie mir leichter gefallen wäre, wenn der Unterricht mehr auf Augenhöhe stattgefunden hätte. Ich erkannte gleich in der ersten Stunde, in der lateinische Begriffe wie Raketen durch den Raum schossen, dass Anatomie mein Feind war. Doch niemals würde ich mich von ihm in die Knie zwingen lassen! Also besorgte ich mir direkt Nachhilfe, kaufte mir Bücher, schaute Youtube-Videos ohne Ende und büffelte, bis ich mit dem Kopf auf die Tischplatte knallte. Mein Ehrgeiz verlangte nicht weniger von mir, als »Mr. Anatomie« zu werden. Leider konnte mir aus meiner Familie voller Pflegekräfte niemand helfen, denn es stellte sich heraus, dass Anatomie nicht nur mein Endgegner war. Es war irgendwie ein Ayag-Ding. Jede Familie hat ja so ihre Traditionen!

Zum Glück gibt es ja noch meine angeheiratete Familie. Markus' Schwester ist nämlich Intensivschwester und ihr Mann Chefarzt der Anästhesie. Ich sag ja: Mit meiner Verwandtschaft könnte man ein komplettes Krankenhaus fachlich ausrüsten. Markus' Schwager jedenfalls wurde ab dem Unterkurs (also dem ersten Ausbildungsjahr) mein Nachhilfelehrer, der mir half, so viel Anatomiewissen in meinen Kopf zu pressen, wie es nur ging.

Der magische Kasack und ein Imageproblem

Nach den sechs Wochen Theorie betrat ich zum ersten Mal als Pflegeschüler den Wohnbereich. Das war ein komisches Gefühl. Alles war wie immer, nur ich war jetzt in einer ganz anderen Rolle da. Kann sein, dass mir ein bisschen schlecht war, aber nach außen gab ich mich wie immer. In der Umkleidekabine hing ich meine Jacke in den Spind und griff dann zu meinem ersten Kasack, dem Kleidungsstück, durch das ich von nun an auch äußerlich als Pflegekraft zu erkennen war. Als Alltagsbegleitung hatte ich bisher meine privaten Klamotten getragen.

Der Kasack sah aus wie ein ganz normales Kleidungsstück, aber ich schwöre, dieses Hemd war magisch. Denn in dem Augenblick, als ich ihn über meinen Kopf zog und der Stoff meinen Oberkörper heruntterglitt, überkam mich ein unbeschreibliches Glücksgefühl. Als mein Kopf wieder auftauchte, sah ich mich auf der anderen Seite des Raumes im Spiegel. Und ich hatte das gute Gefühl: *That's it. Ich bin in meinem Element.* Wer hätte gedacht, dass dieses Kleidungsstück so viel Power hat? Es verwandelte den nervösen Jim, der immer noch seine Entscheidung anzweifelte, von einer Sekunde auf die andere in einen selbstbewussten Pflegeschüler voller Vorfreude. Mein Chef und der Pflegedienstleiter hätten sich wohl ihre ganzen Überredungskünste sparen können, wenn sie mir einfach einen Kasack gegeben hätten! Ich hatte den Mut gefunden, eine Entscheidung für mein weiteres Leben zu treffen, und der Kasack symbolisierte für mich genau das. Indem ich ihn angezogen hatte, war ich mir die Tragweite meiner Entscheidung noch einmal richtig bewusst geworden. Das fühlte sich einfach richtig gut an.

Mit einem breiten Grinsen im Gesicht nahm ich ein paar Posen vorm Spiegel ein: »Schaut her, hier kommt Alltagsbegleiter Jim, der nun in die Pflege gewechselt ist. Das hättet ihr nicht gedacht, oder? Vor allem du nicht, Schwester Angelika!«

Was Schwester Angelika damit zu tun hat? Richtig, diese Geschichte habe ich noch nicht erzählt. Ich nenne diese Pflegekraft wieder »Schwester Angelika«, denn auf ihren richtigen Namen kommt es nicht an. Sie steht auch exemplarisch für die Kolleg:innen, mit denen man als engagierter Alltagsbegleiter oder als motivierte Pflegekraft eher nicht so gut zurechtkommt.

Die Geschichte ereignete sich drei Wochen vor meinem Ausbildungsbeginn. Ich lief gerade durch die Wohnbereiche, weil ich meine Abschiedsrunde als Alltagsbegleitung drehte. Auf dem Gang kam mir Schwester Angelika entgegen: »Du hörst auf? Wohin gehst du denn?«, fragte sie mich.

»Ich wechsle in die Pflege«, sagte ich stolz. Von meiner Unsicherheit hätte ich mir vor Schwester Angelika nicht mal etwas anmerken lassen, wenn man mich mit einer Waffe bedroht hätte. Das kam gar nicht infrage.

»Was machst du?«, kreischte Schwester Angelika fast. Und wiederholte dann etwas gefasster: »Was machst du?«

»Ich wechsle in die Pflege«, sagte ich, nun ebenfalls bemüht ruhig.

Schwester Angelika taxierte mich einmal von oben bis unten. Das hatte etwas richtig Abwertendes. Und dann fing sie aus vollem Halse an zu lachen. Ich konnte es nicht fassen: Ich stand da, und diese Frau lachte mich einfach aus. Für manche Menschen, die im Pflegesystem arbeiten, sind die Gräben zwischen den Professionen so tief und schweben sie selbst so über allem, dass sie sich nicht einmal mehr freuen können, wenn ein junger Mensch sich dazu entscheidet, Pflegekraft zu werden und mit anzupacken. Schwester Angelika kannte mich nur als Alltagsbegleitung. Und als solche hatte ich ihrer Meinung nach nie und nimmer das Zeug dazu, professionell Pflegender zu sein. Aber da hatte sie falsch gedacht: Indem mich Schwester Angelika so von oben herab behandelte, wurde sie zu einer der größten Motivationen für meine Pflegeausbildung. Ihr würde ich es schon zeigen! Aus diesem Grund dachte ich auch an sie, als ich mir den Kasack angezogen hatte und vor dem Spiegel eine Siegerpose einnahm.

Die Dynamik zwischen Schwester Angelika und mir ist in der Pflege leider keine Seltenheit, sondern auf jedem Gang zu finden. Schon damals, als sie mich scheinbar auslachte, dachte ich bei mir: *Es ist absolut kein Wunder, dass so wenig Leute professionell Pflegende werden wollen, wenn das bedeutet, Kolleg:innen wie sie zu bekommen.*

Die Altenpflege hat ein Imageproblem. Das wissen wir alle. Die Leute staunen jedenfalls keine Bauklötze oder bewundern einen, wenn man sagt, dass man Pflegekraft ist. Man geht eher direkt zur nächsten Person über und fragt: »Und du so?« Erst wenn man erklärt, was der Beruf alles für schöne Seiten hat und wie sinnstiftend er ist, wächst das Interesse.

Dass dieses Bild der Altenpflege vorherrscht, daran ist die Pflege leider zu einem nicht unwesentlichen Anteil selbst schuld. Die Grabenkämpfe, dass man sich untereinander nichts gönnt, sich ständig beschwert und meckert oder sich gegenseitig fertigmacht wie Schwester Angelika an diesem Tag mich: Das bleibt nicht ungesehen. Doch vor allem macht es was mit unserem eigenen beruflichen Selbstwertgefühl. Wie soll das auch entstehen, wenn wir nicht zusammenhalten und als Team arbeiten, sondern ständig besorgt darüber sind, dass uns jemand die Butter vom Brot nimmt? Wo soll echte Zufriedenheit herkommen, wenn man immer einen Blick über die Schulter werfen muss und sich ständig ärgert? Selbst innerhalb des Pflegesystems machen wir unsere Profession schlecht, indem viele von uns sagen: »Ich bin nur Altenpfleger.«

Als wäre die stationäre Langzeitpflege schlechter als die Pflege auf der Intensivstation oder der Pädiatrie. Wenn wir aber so über uns selbst reden, brauchen wir uns nicht zu wundern, wenn andere das Gleiche tun. Junge Pflegeschüler:innen sagen für gewöhnlich selten, dass sie am Ende in die Altenpflege wollen. Krankenhaus ist *Grey's Anatomy*, stationäre Langzeitpflege hingegen so spannend wie die Ziehung der Lottozahlen, wenn man keinen Schein ausgefüllt hat. So das Bild in den Köpfen der Menschen. Wenn wir daran etwas ändern wollen, müssen wir bei uns selbst anfangen.

Genau das nahm ich mir in diesem Moment vor dem Spiegel vor: Ich würde in die Welt hinaustragen, wie schön die Arbeit mit alten Menschen ist. Und wie wichtig. In meinem Kopf hatte ich eine Vision davon, wie bestmögliche Pflege aussah. Nämlich so: Wir Pflegekräfte können ressourcenorientiert arbeiten. Es ist also genug Zeit und Geld da, alle Ressourcen unserer Bewohner:innen zu erhalten. Das bedeutet, dass alle Fähigkeiten, die noch vorhanden oder etwas eingeschränkt sind, gefördert werden. So zum Beispiel die Mobilität, das Waschen des vorderen Oberkörpers oder das Zähneputzen. All diese kleinen Dinge, die man als gesunder Mensch automatisch macht, bei denen man im Alter aber immer abhängiger von anderen Menschen wird. Gute Pflege schafft also Lebensqualität, indem sie so viel Unabhängigkeit wie möglich bietet, nicht nur, was die körperlichen, sondern auch, was die kognitiven Fähigkeiten angeht. Bei Menschen mit Demenz sieht gute Pflege beispielsweise so aus: Ich kann Frau Tippelkamps Welt, so wie sie ist, einfach akzeptieren und auf sie eingehen. Wenn sie sich also im Jahr 1970 befindet, dann sind wir im Jahr 1970. Im Prinzip bedeutet gute Pflege also grundsätzlich für mich: Frau Tippelkamp steht immer im Fokus, und alle Maßnahmen werden individuell so geplant, dass ihre Bedürfnisse erfüllt werden und sie ihre Gewohnheiten in ihrem neuen Lebensumfeld beibehalten kann, sodass dieses ein richtiges Zuhause für sie wird.

Genau so steht es eigentlich in den Lehrbüchern. Dass die Theorie aus diesen Büchern und die Praxis in den Einrichtungen zwei ganz unterschiedliche Welten sind, wusste ich bereits. Unter anderem sind es der akute Personal- und Fachkräftemangel sowie der hohe Personalausfall, die unter anderem dafür sorgen, dass wir nicht so ressourcenorientiert arbeiten können, wie wir es eigentlich wollen. Doch meine Vision sollte der Antrieb und das Ziel meiner Pflegetätigkeit sein. Was noch nicht ist, kann schließlich trotzdem werden, oder?

Als Alltagsbegleiter hatte ich mich bewährt, jetzt würde ich zeigen, was ich als Pflegekraft tun kann. Ich nickte meinem Spiegelbild zu und verließ mit dem immer noch anhaltenden Kasack-Glücksgefühl die Umkleide. Auf dem Gang begegnete ich Schwester S.

»Nanu, du strahlst ja so!«, sagte sie und lächelte mich an.

»Das hier«, ich zeigte stolz auf meinen Kasack. »Ich wusste gar nicht, dass es sich so gut anfühlt, sich richtig zu entscheiden!«

Kaltes Wasser

An meinem ersten Tag als Pflegeschüler war nicht nur deshalb alles anders als sonst, weil ich den Kasack trug, sondern weil ich bisher noch nie so früh auf dem Wohnbereich gewesen war. Als Alltagsbegleiter hatte mein Arbeitstag frühestens um acht Uhr begonnen. Die meisten Bewohner:innen waren um diese

Zeit schon fertig. Nun war es sechs Uhr, und die Morgenpflege begann gerade erst.

Laut Schichtplan war ich die vierte Person im Dienst, was bedeutet, dass drei weitere Pflegekräfte eingeteilt waren, die von ihrer Qualifikation her über mir standen. Allerdings war der Schichtplan die eine Sache, die andere war die Realität. Und die sagte: Die Praxisanleitung ist krank. Genau die Praxisanleitung, mit der ich den Dienst absolviert und die mir gezeigt hätte, wie alles läuft und wie die einzelnen Handgriffe, die ich in der Theorie gelernt hatte, nun im echten Leben abliefen. So war es nun ganz anders.

Ausgerechnet heute, dachte ich noch. Ich hatte ja keine Ahnung, dass im Pflegebereich oft alles anders kam als geplant.

Obwohl mit uns die Frühschicht gerade erst begonnen hatte, fiel mir auf, dass ein paar der Frühaufsteher:innen unter den Bewohner:innen bereits fertig zurechtgemacht und angezogen waren. Also sagte ich zu einer Pflegerin aus der Nachtschicht: »Nanu, ist das immer so, dass die Nachtschicht schon Morgenpflege macht?«

Die Pflegerin, auch wieder eine der ausgemacht freundlichen Angelika-Sorte, blaffte mich an: »Willst du dich jetzt auch noch beschweren, dass wir euch Arbeit abgenommen haben? Die werden mit dir eh langsamer sein als sonst, weil du noch keine Ahnung von Pflege hast!«

Ich war dermaßen schockiert über die Art und Weise, wie die Pflegerin mit mir sprach, dass ich gar nichts erwiderte. Und schon war sie abgerauscht. Ich versuchte, diese unschöne Begegnung einfach von mir abzuschütteln und mich trotzdem auf meine erste Schicht zu freuen. Und dann ging es auch schon los.

»Jim, uns bleibt leider nichts anderes übrig, wir müssen uns jetzt aufteilen, weil wir eine Kraft weniger sind heute«, sagte die examinierte Pflegerin, die mit mir in der Frühschicht war. Es tat ihr sichtlich leid, aber sie musste mich allein losschicken. Sie versuchte jedoch, mir hauptsächlich die Aufgaben mit geringem Pflegeaufwand zuzuteilen. Mein absoluter Vorteil war, dass ich den Wohnbereich und damit die Bewohner:innen bereits sehr gut kannte. So war mir zwar alles Pflegerische neu, nicht aber die Menschen. Die nächsten Stunden verbrachte ich damit, den Bewohner:innen dabei zu helfen, auf die Toilette zu gehen oder sich die Socken anzuziehen. Meine Kollegin war trotz der Mehrarbeit durch die ausgefallene Pflegekraft super verantwortungsvoll und gab mir das Gefühl, an meinem ersten Tag nicht allein zu sein. Immer wieder schaute sie nach mir und leitete mich an, wenn sie wusste, dass es bei Bewohner:innen beispielsweise durch eine beginnende Kontraktur komplizierter war mit dem Aufstehen. Man sah ihr das schlechte Gewissen an, das sie mir gegenüber hatte: »Du Armer, dein erster Tag, und du wirst so ins kalte Wasser geworfen!«

Aber sie hatte ja keine andere Wahl. Hätte sie die Praxisanleitung für mich gemacht, wäre ihre Arbeit und damit auch der eine oder die andere Bewohner:in liegen geblieben.

Was ich an meinem ersten Tag lernte: Der Stress durch den Zeitdruck ist einfach immens. Ich hatte noch die über die Gänge eilenden verschwitzten Pflegekräfte vor Augen, die ich als Alltagsbegleiter so oft gesehen hatte. Aber erst jetzt wusste ich, wie anstrengend die Arbeit wirklich war. Auch körperlich, denn ich war die ganze Zeit auf den Beinen, hob und stützte Bewohner:innen, bezog Betten oder trug und schob

Arbeitsmaterial durch die Gegend. Am Ende der Schicht war ich erledigt. Und doch war ich so glücklich! Ich sage nur: der magische Kasack.

Zu Hause ließ ich mich aufs Sofa fallen, legte die Beine hoch und rief meine Familie an: »Leute, Jackpot! Ihr braucht euch keine Sorgen zu machen, ich zieh das hier durch, das ist genau mein Ding.«

Inkowechsel mit Folgen

Ich fand, wie gesagt, schnell heraus, dass mein erster Tag gar nicht so ungewöhnlich war. Dass ich in Ruhe mit einer Praxisanleitung von der Pike auf die pflegerischen Handgriffe lernte, war aufgrund des aktuellen Personalstandes und von Krankheitsausfällen eher selten der Fall. Stattdessen war ich viel auf mich allein gestellt. Bei aufwendigerer Pflege, wenn ich etwas nicht wusste oder noch nicht gut genug konnte, bekam ich immer Unterstützung, doch vieles machte ich einfach so gut, wie ich in der Lage war. Das führte dazu, dass ich mir, ohne es zu wissen, Techniken und Handgriffe angewöhnte, die funktionierten, aber pflegerisch nicht optimal waren. Bei einem Inkowechsel bei Frau Tippelkamp fiel das einer Praxisanleitung auf.

Ich war an diesem Tag im Spätdienst eingeteilt und befand mich gerade auf der Versorgungsrunde um 16 Uhr. Wir hatten ein dreistündiges Positionswechselintervall zur Dekubitusprophylaxe bei den immobilen Bewohner:innen, was nichts anderes bedeutet als: Alle drei Stunden halfen wir ihnen in eine neue Position, damit sie sich nicht wund lagen.

Frau Tippelkamp neigte zur Orthostase-Reaktion und war nicht geh- oder stehfähig, was bedeutet, dass sie bei plötzlichem Körperlagewechsel schnell kollabierte. So wie wenn man zu schnell vom Sofa aufspringt und einem kurz schwarz vor Augen wird – nur schlimmer. Frau Tippelkamp konnte zwar mithilfe eines Anti-Dekubitus-Kissens sitzen (ein Kissen, das für eine optimale Sitzposition sorgt und das Risiko von Druckgeschwüren senkt), aber da es auch um ihre Rumpfstabilität nicht mehr so gut bestellt war, ging auch das nie lange, sonst wäre sie einfach in sich zusammengesackt. Aus diesem Grund gehörte Frau Tippelkamp zu unseren immobilen Bewohner:innen und lag viel im Bett. An diesem Tag steuerte ich bei der Versorgungsrunde als Erstes ihr Zimmer an.

»Einen schönen Nachmittag, Frau Tippelkamp, hier ist Jim, Ihre Pflegekraft«, sagte ich, als ich die Tür öffnete.

Frau Tippelkamp zeigte kaum Reaktionen, da sie durch die Demenz und ihr hohes Alter kognitiv bereits stark eingeschränkt war. Ich achtete deshalb auf langsames Sprechen und klare, einfache Sätze.

»Möchten Sie einen Schluck trinken?«, fragte ich sie und reichte ihr ein Getränk an. Danach bereitete ich sie kommunikativ weiter darauf vor, was passierte. Es stand nämlich ein Inkowechsel an, ihr Inkomaterial sollte also ausgetauscht werden. Inkontinenz-, Inkontinenzauffang- oder einfach kurz Inkomaterial wird gebraucht, wenn bei Bewohner:innen unwillkürlicher Urinverlust und/oder Stuhlgang auftreten. Es sorgt nicht nur dafür, dass Kleidung, Bettwäsche und Matratze trocken bleiben, sondern auch, dass es zu keinen Hautirritationen infolge der

Inkontinenz kommt. Je nach Schweregrad und Profil der Inkontinenz sowie passend zu den Bewohner:innen wird unterschiedliches Material ausgewählt.

»Frau Tippelkamp, ich werde Sie jetzt im Intimbereich etwas frisch machen, in Ordnung? Dazu werde ich Sie einmal zu mir herholen.«

Ich bereitete mein steriles Dreieck vor: saubere Sachen wie Waschlappen und Inkomaterial links, benutzte Sachen und Desinfektionsmittel rechts, arbeiten nach vorne. Dann positionierte ich Frau Tippelkamp auf die Seite, sodass sie mit dem Gesicht zu mir lag und aus dem Fenster schaute. Gerade als ich über Frau Tippelkamp gelehnt das Inkomaterial richtete, ging die Tür auf, und eine Praxisanleitung betrat das Zimmer. Ich sah sofort in ihrem Blick, dass ich etwas falsch machte – aber was? Unterdessen begrüßte die Praxisanleitung Frau Tippelkamp freundlich und sagte dann zu mir: »Jim, ich übernehme mal von dir. Frau Tippelkamp, nicht wundern, ich mache hier weiter.«

Autsch. Das war kein gutes Zeichen. Ich konnte aber noch nicht fragen, was, denn eine der wichtigsten Regeln bei der Pflege ist: Wir reden nicht in ihrer Anwesenheit über die Bewohner:innen und ihre Pflege – nur mit ihnen.

Ich stand also tatenlos im Zimmer und sah zu, wie die Praxisanleitung meine Arbeit beendete. Es war mir superpeinlich, dass ich offenbar etwas grundlegend falsch gemacht hatte. Gleichzeitig ärgerte ich mich auch etwas über mich selbst, denn der kleine Streber in mir wollte ja immer eine Eins plus mit Sternchen. Trotzdem versuchte ich mir gut zuzureden: *Jim, du bist Pflegeschüler, du bist hier, um zu lernen, du kannst noch nicht alles wissen. Beruhige dich, sei offen und guck zu.*

Nachdem wir Frau Tippelkamps Zimmer verlassen hatten, gab mir die Praxisanleiterin das Zeichen, ihr zu unserem Aufenthaltsraum zu folgen. Ich trottete wie ein begossener Pudel hinter ihr her. Doch zu meiner Überraschung gab es von dieser Kollegin keine Zurechtweisung. So weit war es schon mit mir, dass ich davon ausging! Doch hier hatte ich eine examinierte Fachkraft vor mir, die mir in Ruhe was beibringen wollte. Weil sie empathisch war, ihr die Pflegeschüler:innen wichtig waren und sie wusste, wie schnell man sich in dieser Position allein fühlen konnte.

»Im Grunde hast du alles richtig gemacht, was den Inkowechsel selbst anging. Allerdings hast du Frau Tippelkamp zur falschen Seite positioniert. Sie lag mit dem Gesicht zu dir. Sorg das nächste Mal dafür, dass sie mit dem Gesicht von dir weg liegt. Weißt du, warum das wichtig ist?«

Und dann erklärte sie mir, dass diese vermeintliche Kleinigkeit sehr viel ausmachte: Zum einen war diese Positionierung für mich selbst rückenschonender, weil ich mich nicht für jeden pflegerischen Handgriff über Frau Tippelkamp rüberbeugen musste. Zum anderen – und das war für mich, als ich es verstanden hatte, noch sehr viel wichtiger – war es auch für Frau Tippelkamp um Längen angenehmer. Ich hatte sie mit dem Gesicht zu mir gelagert, was bedeutet, dass sie mit dem Bauch an meine Lenden gedrückt wurde. Allein dieser Zustand konnte für Frau Tippelkamp, die sich nicht bewegen konnte, sehr unangenehm sein. Ein weiterer Punkt: Bei Bewohner:innen, die immobil sind oder sich sprachlich nicht mehr gut äußern können, ist es wichtig, beim Inkowechsel immer wieder das Gesicht anzuschauen, da man auf diese Weise in der Mimik nach Anzeichen für Zustimmung oder Ablehnung suchen konnte. Alles war also einfacher, wenn ich Frau Tippelkamp mit dem Gesicht von mir wegdrehte. Um ihre Mimik zu überprüfen, musste ich mich dann einfach nur kurz über sie beugen und schauen, ob alles in Ordnung ist.

Die Praxisanleiterin machte mir auf sehr empathische Weise deutlich, wie wichtig diese Dinge waren, denn schließlich waren die Bewohner:innen keine Statuen, die wir hin und her rollen. Aber sie hatte noch ein weiteres Argument: »Hast du schon mal von Spontan-Urin gehört?«

»Spontanes Wasserlassen?«, fragte ich ins Blaue.

»Richtig. Menschen, die inkontinent sind, neigen dazu. Das hätte auch bei Frau Tippelkamp passieren können. In diesem Fall wäre das auf deiner Kleidung und dem Boden gelandet. Das hätte sehr viel Reinigungsaufwand für dich bedeutet, was das Arbeitspensum deiner Schicht noch unnötig gesteigert hätte.«

O Mann. So viele mögliche Folgen wegen der Tatsache, ob ich jemanden zu mir hin oder von mir weg positioniere.

Jim, du hast echt noch jede Menge zu lernen, dachte ich nach dem Gespräch. Das Gute war: Ich hatte eine Kollegin gefunden, an der ich mich orientieren konnte. Eine, die ich um Rat fragen und bei der ich sicher sein konnte, dass sie mir wirklich weiterhelfen wollte. An dieser Kollegin würde ich mich orientieren können, sie war mein persönlicher Glücksfall.

Weniger meckern, mehr lachen!

Ganz oft war und ist es leider sogar der Fall, dass nicht besonders wohlwollend mit Pflegeschüler:innen umgegangen wird.

Obwohl sie so wichtig sind! Im besten Fall gibt es eine Praxisanleiterin, die Pflegeschüler:innen wirklich etwas beibringen will. Meistens werden sie aber oft nicht wahrgenommen. Sie sind entweder einfach mit im Raum und werden ignoriert, oder sie laufen allein durch die Schicht und versuchen, alles so zu machen, wie es eigentlich von einer examinierten Fachkraft erwartet wird, die sie ja noch nicht sind. Und während man dann entweder unsichtbar oder gestresst seine Schicht abarbeitet, bekommt man als Pflegeschüler:in dann noch eine Sache mit: das andauernde Gemecker.

Es ist wirklich unglaublich, wie viel im Pflegebereich gemeckert wird. Natürlich nicht vor den Bewohner:innen, sondern untereinander. Oder genauer: übereinander. Die Frühschicht gegen die Spätschicht. Die Nachtschicht gegen die Frühschicht. Pflegefachkraft A gegen Pflegefachkraft B. Alle gemeinsam gegen die Leitungsebene – und jeder gegen jeden. Stellen Sie sich einfach das nervigste Geläster vor, das Ihnen einfällt. Und ich sage Ihnen: In der Pflege ist es schlimmer. Das gilt übrigens nicht nur für die stationäre Langzeitpflege. Im Krankenhaus ist es genauso.

Als Pflegeschüler war ich nicht einer bestimmten Schicht zugewiesen, sondern wechselte mal zu dieser oder zu jener Gruppe. Ich war erstaunt, wie die Schichtgruppen übereinander herzogen. Von wegen Teamarbeit. Mir dämmerte, warum viele Kolleg:innen so unzufrieden waren: Sie redeten sich ja in einer Tour in die schlechte Laune hinein! Durch die ganzen Grabenkämpfe machten sie sich darüber hinaus noch mehr Stress, als überhaupt da war. Es war wie im Film *Der Gott des Gemetzels*. Nur halt im Altenheim. Die Unversöhnlichkeit arbeitet im Schichtsystem.

Natürlich hatte ich auch als Alltagsbegleiter schon viel Geschimpfe gehört. Damals dachte ich aber noch: *Na ja, ich kann schon verstehen, dass die über ihren Job meckern. Wer will denn schon in die Pflege?*

Nun aber liebte ich meine Aufgabe. Ich liebte es. Und ich konnte es nicht immerzu hören, wie meine Kolleg:innen den Job ständig schlechtmachten. Ich hätte mich ganz oft am liebsten auf den Flur gestellt und gerufen: »Aber die Arbeit ist doch so schön! Und sinnvoll!«

Doch ich wette, alle hätten nur kurz innegehalten, um dann wieder vor sich hin zu schimpfen:

»Hier fehlen noch Handtücher! Wo sind die Handtücher schon wieder!«

»Die Frühschicht hat schon wieder alles verbockt!«

»Wenn ich hier Chef wäre, würde das nicht so laufen!«

»Die Ungelernten sind keine Hilfe, die stehen mir nur im Weg rum! Herrgott!«

Pflegeschüler:innen versuchen sich meist rauszuhalten, da sie von Schicht zu Schicht oder Gruppe zu Gruppe rotieren. Man versucht, irgendwie mitzulaufen und etwas zu lernen – oder sich zumindest keine falschen Pflegeschritte anzugewöhnen wie ich mit dem falsch positionierten Inkowechsel. Meist hört man als Pflegeschüler:in Sätze wie: »Lauf erst mal los, Anleitung machen wir später.«

Später ist dann entweder viel später oder auch gerne mal gar nicht. Oft einfach, weil die Zeit fehlt.

Ich habe immer versucht, mich an die Pflegekräfte zu halten, die offen sagten, dass sie ihren Job lieben. An ihnen habe ich mich orientiert. Das waren meine Vorbilder.

Doch es gab auch oft Kolleg:innen, die Dinge gesagt haben wie: »Du machst also die Ausbildung? Schön blöd, du weißt schon, was jetzt auf dich zukommt, oder? Das ist jetzt deine Realität.«

Egal, ob Pflegeschüler:innen im ersten oder dritten Lehrjahr sind, sie werden von manchen examinierten Fachkräften gerne irgendwo hingeschickt. Um etwas zu holen, wegzubringen oder zu putzen. Das habe ich vielfach erlebt, auch bei meinem sechswöchigen Außeneinsatz im Krankenhaus. Es fühlte sich jedes Mal einfach doof an. Es war dann so offensichtlich, dass die Fachkräfte auf mich Schüler keinen Bock hatten und mich nicht dabeihaben wollten. Dann hätten sie mir ja etwas beibringen müssen, was naturgemäß etwas länger dauert. Kurz gesagt: Manche examinierten Fachkräfte fühlen sich durch die Schüler:innen einfach gestört. In ihren Abläufen, in ihrer Schicht – und bei allem, was sie sonst nebenbei noch so machen. Steht ein Schüler oder eine Schülerin daneben, kann man halt auch nicht so gut aufs Smartphone schauen.

Während man also einerseits nichts lernt, weil man weggeschickt wird, lernt man andererseits nichts, weil es oft so läuft wie an meinem ersten Tag. Dieses Auf-dich-selbst-gestellt-Sein zieht sich für viele Pflegeschüler:innen durch die kompletten drei Jahre der praktischen Ausbildung. Entweder wird man nicht mit der Praxisanleitung zusammen geplant. Oder man wird entgegensetzt von der Praxisanleitung eingeteilt. Oder die Praxisanleitung ist gar nicht da, weil sie beispielsweise krank ist. Weil man zusätzlich noch alle möglichen Dienste kompensiert, hat man kaum Zeit, um sich auf Prüfungen vorzubereiten. Doch obwohl das bei mir genau so war, wurde ich jeden Tag glücklicher. Weil ich meinen Job immer mehr liebte. Warum ich mich so lange mit Händen und Füßen dagegen gesträubt hatte, in die Pflege zu gehen, erschien mir jetzt wie ein großes Rätsel.

Weil mir die ganze Negativstimmung so auf die Nerven ging, öffnete ich irgendwann meinen TikTok-Account und schrieb in meine Bio: Weniger meckern, mehr lachen! Das wurde ab diesem Tag zu meinem persönlichen inneren Slogan, der mich durch die Ausbildung trug. Jeden Tag sah ich, dass wir etwas Sinnstiftendes taten. Dass wir für Menschen Lebensqualität schufen. Wir lachten unglaublich viel, auch wenn Stress war. Wir waren am Ende des Tages k. o., aber wir waren richtig produktiv gewesen. Zumindest ging es den Kolleg:innen und mir so, die ich mir zu meinen heimlichen Vorbildern auserkoren hatte. Auf sie richtete ich innerlich große Bühnenscheinwerfer, die sie ganz hell anstrahlten.

Ich kenne die Gemecker-Kultur in der Altenpflege noch von früher, als ich ebenfalls negativ über die Pflege redete. Aber ich kann sie nicht mehr teilen. Dennoch kann ich mir einen der Gründe dafür erklären: Das gegenwärtige System Pflege ist gleichzeitig überlastet und unterfinanziert. Schüler:innen bekommen oft nicht die entsprechende Praxisanleitung aufgrund von chronischer Unterbesetzung. Es gibt eine unter anderem durch den Dauerstress und die Arbeitsbelastung begründete erhöhte Krankheitsquote. Beschäftigte haben als Folge kaum mehr ein Privatleben, weil sie ständig für ausfallende Kolleg:innen einspringen müssen. Durch das andauernde Einspringen fehlt die Beständigkeit, die ein gleichbleibendes Team bietet. Immer wieder müssen sich Fachkräfte nicht nur auf wechselnde Kolleg:innen, sondern auch auf unbekannte Bewohner:innen einstellen. Im Grunde laufen all diese Schwierigkeiten auf ein einziges Thema zurück: Geld. Die Personaleinsatzplanung, die mit den Kostenträgern verhandelt wird, ist oft nicht so, dass sie den aktuellen Pflegebedarf abdeckt. Das Ergebnis: Überarbeitung, Ausfälle durch Erkrankungen und Kündigungen. Ich verstehe es, wer wäre da nicht unzufrieden? Vielleicht hält sich die Pflege ja über Wasser, indem sie negative Energien immer ungefiltert raushaut? Leider macht sie das, ohne darüber nachzudenken, was das für Auswirkungen auf das Außen hat. Zum Beispiel auf Pflegeschüler:innen, die ihren Job doch wieder hinwerfen. Oder sich zumindest für eine andere Profession als die stationäre Langzeitpflege entscheiden. Auf die Angehörigen, die solche Stimmungen spüren. Auf die Gesellschaft, die mit Altenpflege auch nicht die besten Assoziationen verknüpft.

Es ist, als würde das Gemecker aller Pflegekräfte ein großes negatives Dauersummen erzeugen, das von der Welt mal mehr, mal weniger bewusst wahrgenommen wird. Doch wir nehmen es immerzu wahr. Wir arbeiten aufgrund der eben beschriebenen Pflegerealität in einem stimmungsmäßig so negativen Setting, dass wir uns nur noch auf das Negative fokussieren. Dadurch gehen das Bewusstsein für den Sinn des Berufes und die Passion verloren. Es ist ein bisschen so, als würden wir jeden Morgen aufstehen und beim Blick aus dem Fenster immer wieder feststellen: Es regnet in Strömen. Wie soll man sich da auf den Tag freuen? Irgendwie kommen wir aus diesem »Regenwetter« nicht raus. Und das ist auch gar nicht so einfach, wenn einfach jeder frustriert ist. Aber wir dürfen uns dann wie gesagt auch nicht wundern, wenn niemand in die Pflege möchte. Bei der

Aussicht auf Regen. Schon als Pflegeschüler merkte ich deshalb: Wenn wir irgendwas am Image der Altenpflege ändern wollen, müssen wir zuallererst bei uns selbst anfangen.

Mein Perspektivwechsel von »Never ever Altenpflege!« hin zu »Yeah, I love it!« und meine Erfahrungen als Pflegeschüler weckten jedenfalls genau dieses Verlangen in mir. Ich nahm mir fest vor, bei mir selbst anzufangen. Also begann ich damit, für die stationäre Langzeitpflege zu trommeln – auf Social Media, auf Arbeit, in der Schule und in meinem privaten Umfeld. Ich fragte Pflegeschüler:innen, ob sie nicht in die stationäre Langzeitpflege kommen wollen. Ich versuchte, Menschen, die noch gar nichts damit zu tun hatten, für den Beruf zu begeistern. Ja, die Realität der Pflege sah natürlich aus wie oben beschrieben. Aber das war nicht das ganze Bild! Deshalb redete und redete ich über diese sinnvolle Arbeit, die so viel Erfüllung mit sich brachte. Mit meiner Familie diskutierte ich über das Pflegesystem. Es hätte nicht viel gefehlt, und ich hätte auch nachts noch im Schlaf quasselnd neben Markus gelegen und ihm dieses und jenes über die Pflege erzählt. Was er ja eh gewusst hätte, schließlich ist er selber jemand, der den Job macht und liebt.

Irgendwer hat mich mal gefragt, wie ich das alles aushalte: den Stress bei der Arbeit. Das ewige Einspringen für ausgefallene Kolleg:innen. Das Gemecker. Wie ich trotzdem noch mit so viel Lachen und Spaß an die Sache herangehen und zusätzlich die Werbetrommel für die Altenpflege rühren konnte.

»Ganz ehrlich, Jim. Warum hast du die Ausbildung nicht irgendwann geschmissen?«

Für mich gab und gibt es auf diese Frage immer nur diese eine Antwort – und die kann ich von ganzem Herzen geben: »Wegen Frau Tippelkamp.«

»Ich habe Wolle im Kopf!«

Als ich noch Alltagsbegleiter war, wurde ich eines Morgens darüber informiert, dass es eine neue Bewohnerin gab. Ich hatte sie noch nicht gesehen und wusste somit auch nicht, wie sie aussieht. Als ich wenig später einer Frau auf dem Flur des Wohnbereichs begegnete, merkte ich deshalb auch nicht gleich, dass es sich um die neue Bewohnerin handelte. Ich war bei ihrem im Gegensatz zu vielen Bewohner:innen des Wohnbereichs sehr orientierten Auftreten zunächst automatisch davon ausgegangen, dass es sich um eine Angehörige handelte. Erst als sie sich vorstellte, wurde ich hellhörig und wusste Bescheid. Sie sagte nämlich: »Guten Tag, mein Name ist Frau Tippelkamp – mit z.«

Das war ein deutliches Zeichen für eine Demenz im Anfangsstadium. Menschen mit Demenz versuchen so lange wie möglich eine Fassade zu halten. Nicht nur für das Umfeld, sondern besonders für sich selbst. Auch wenn ich es natürlich nicht nachfühlen kann, so stelle ich es mir doch immer so vor, dass die Fassade eine Art Schutz durch Orientierung bietet. Einen Halt, an den man sich klammern kann.

Diese Frau Tippelkamp »mit z« wurde im Handumdrehen zu meiner täglichen Begleiterin. Kaum tauchte ich auf, rief sie: »Jimmy! Ich komme mit und helfe dir!«

Wo immer ich hinging, Frau Tippelkamp war am Start. Also bezog ich sie mit ein, was immer gut bei Menschen mit Demenz ist. Sie half mir, die Tagesräume zu putzen oder für die Pflegewagen aufzuräumen, faltete mit mir Handtücher – was immer auch gerade anstand. Sie war eine sehr ordnungsliebende Frau. Als Alltagsbegleiter war mir das damals ohne Probleme möglich. Die Pflegekräfte waren für die Hilfe dankbar, und Frau Tippelkamp war happy, fühlte sich gebraucht und war deshalb voll in ihrer Aufgabe. Hatte ich eine Einzelbetreuung, wartete sie auf mich oder ging solange anderen Beschäftigungen nach – gerne mit einem Staubwedel bewaffnet.

Leider schritt die Krankheit bei Frau Tippelkamp mit Siebenmeilenstiefeln voran. Als ich Pflegeschüler wurde, war sie bereits im mittleren Stadium. Von diesem Punkt an hatte ich weniger Zeit für Frau Tippelkamp, aber stattdessen kamen wirklich tolle neue Alltagsbegleiter:innen, die sich rührend um sie kümmerten. Das machte es auch für mich einfacher.

Die Übergangsphase vom Anfangs- zum mittleren Demenzstadium war für Frau Tippelkamp sehr schlimm. Sie weinte sehr viel und sagte immer wieder: »Ich habe Wolle im Kopf. Was ist denn nur? Ich kann nicht mehr denken. Ich kann nicht mehr denken! Ich habe Wolle im Kopf!«

Sie konnte ihre Gedanken nicht mehr ordnen, fing beispielsweise plötzlich ohne Zusammenhang an, über Züge zu reden. Bis sie merkte, dass sie über Züge redete, und erschrocken innehielt. Ich konnte förmlich zusehen, wie sie kognitiv mehr und mehr abbaute. Doch immer erkannte sie mich, schließlich war ich ja ihr »Jimmy«.

Eines Tages bekam Frau Tippelkamp Besuch von ihren Enkelinnen. Ihre Demenz war zu diesem Zeitpunkt schon sehr schwer. Ich brachte die beiden – eine Frau in den Zwanzigern und ein etwa 16-jähriges Mädchen – zu Frau Tippelkamps Zimmer.

»Gucken Sie mal, Frau Tippelkamp«, sagte ich, als ich nach einem Klopfen das Zimmer betrat, »ich habe Ihnen Besuch mitgebracht!«

»Hallo«, entgegnete Frau Tippelkamp freundlich.

Bei diesen ruhigen und freundlich abwartenden Worten gingen meine Alarmglocken sofort an. Wenn Frau Tippelkamp Besuch bekam, freute sie sich normalerweise wie ein Honigkuchenpferd. Dann klatschte sie in die Hände und begrüßte ihre Liebsten überschwänglich. Diese abwartende Freundlichkeit sagte mir jedoch, dass sie absolut keine Ahnung hatte, wer die beiden Besucherinnen waren. Sie erkannte sie nicht. Nicht nur ich hatte bemerkt, dass Frau Tippelkamp anders reagierte, ihre Enkelinnen hatten es natürlich auch sofort registriert und waren wie angewurzelt in der Tür stehen geblieben. Die ältere der beiden kam noch einmal mit mir raus auf den Flur.

»Haben Sie gemerkt, wie sie ist?«, fragte sie mich verunsichert.

»Ja, das habe ich. Offenbar hat Ihre Oma gerade Schwierigkeiten, Sie einzuordnen. Gehen Sie hinein, bleiben Sie offen. Wenn Frau Tippelkamp irgendetwas sagt, das Sie nicht nachvollziehen können, lassen Sie es sich nicht anmerken. Geben Sie ihr das Gefühl, dass alles in Ordnung ist. Weisen Sie sie nicht auf Defizite hin, akzeptieren Sie Ihre Oma genau so, wie sie gerade ist.«

Mir war klar, dass dieser Ratschlag, so richtig er ist, für eine Familie sehr schwer umzusetzen ist. Vor allem wenn man den Menschen, um die es geht, liebt. Wenn es einem das Herz bricht, eine veränderte Person vor sich zu haben, die einen nicht mehr erkennt – und trotzdem so zu tun, als wäre alles in bester Ordnung. Ich kann den Impuls verstehen, zu sagen: »Aber Oma, ich bin es doch, erkennst du mich nicht?« Doch alles, was man damit auslösen kann, ist je nach Gemütslage Unsicherheit, Angst oder sogar Panik.

Ich blieb noch ein paar Minuten bei den dreien. Dann ließ ich sie allein und ging in die Küche, um Kaffee und Kekse zu besorgen. Ein bisschen Gemütlichkeit macht zwar nicht alles wieder gut, aber es tröstet die Seele.

Als ich das Zimmer wieder betrat, bemerkte ich gleich, dass der jüngeren Enkelin die Tränen in Sturzbächen herunterliefen. Im Raum hing eine spürbar unangenehme Stimmung, und ich sah deutlich, wie angespannt Frau Tippelkamp war. Ich stellte Kaffee und Kekse auf den Tisch und sagte leise aufmunternd zu dem Mädchen: »Es ist ja alles gut.«

In dem Moment allerdings wurde es erst einmal sehr viel schlimmer. Denn von einer Sekunde auf die andere entlud sich Frau Tippelkamps Anspannung, und sie rastete komplett aus. Das konnte die aus Berlin stammende Dame wie keine Zweite: »Hier ist gar nichts gut! Du bringst mir hier fremde Leute rein! Wer sind die beiden? Ich kenne die überhaupt nicht! Die erzählen mir irgendwas, ich wäre ihre Oma! Ich bin keine Oma, Jimmy! Ich bin doch keine Oma!«

Es war leider genau das passiert, was so oft passiert. Die Angehörigen versuchen verzweifelt, sich in Erinnerung zu rufen. Das funktioniert so aber leider nicht. Trotz Aufklärungsarbeit in Beratungsgesprächen ist die Theorie eine Sache, die Praxis eine ganz andere. Es fällt den meisten Angehörigen zu schwer, eine gute Miene zur Demenz zu machen, ein »Ich bin es doch, Oma!« zurückzuhalten. Das ist ja auch vollkommen nachvollziehbar. Jeder Mensch wäre sehr irritiert, würde er plötzlich von unbekannten Personen angesprochen, die behaupten, man gehöre zur Familie. Kommt dann noch generelle »Wolle im Kopf« hinzu, wie Frau Tippelkamp es beschrieb, und große Orientierungslosigkeit, wer würde da nicht in Panik ausbrechen. Und – wie im Falle von Frau Tippelkamp – die Unsicherheit in Wut entladen.

Das für die Angehörigen zusätzlich schwer zu Ertragende an der Situation war, dass Frau Tippelkamp mich eben »Jimmy« genannt und sich Hilfe suchend an mich gewandt hatte. Sie erkannte also ihre eigene Familie nicht, aber diesen Pfleger in seinem Kasack schon? Ich befand mich in einer schwierigen Situation. Doch zuerst galt es, Frau Tippelkamp zu beruhigen. Ich rief deshalb eine Alltagsbegleitung zu mir und bat sie, sich um sie zu kümmern. Als Pflegeschüler hatte ich nämlich auch eine Verantwortung gegenüber den Angehörigen. Aufklärungsarbeit ist ein sehr wichtiger und enorm großer Teil unseres Berufes. Ich musste den Enkelinnen nun klarmachen, dass das Krankheitsbild aus Frau Tippelkamp gesprochen hatte und nicht ihre Oma selbst. Die beiden waren natürlich fix und fertig.

Im Dienstzimmer machte ich eine erneute Demenzberatung und erklärte das Krankheitsbild besonders für die jüngere Enkelin noch mal sehr einfach und bildlich. Auch die ältere konnte ihre Tränen nun nicht mehr zurückhalten und ließ ihren Emotionen freien Lauf. Ich kann mir kaum vorstellen, wie es sein muss, wenn eine Person, die man liebt, nicht mehr weiß, wer man ist. Das Mädchen sagte plötzlich laut: »Kein Wunder, dass Oma sich an Sie erinnert! Sie sind ja auch die ganze Zeit bei ihr!« Ich wusste, dass dies kein an mich gerichteter Vorwurf war. Sie war mit der Situation überfordert und stark verunsichert. Wie sollte sie das auch nicht sein? Auch das ist Teil der Arbeit, die Gefühle der An- und Zugehörigen auszuhalten und mit ihnen umzugehen. Dennoch wünschte ich mich in diesem Moment weit weg. Ich strahlte Mitgefühl und Professionalität aus, aber innen drin war ich selbst auch kurz vorm Heulen. Als Pflegeschüler hatte ich solche Situationen einfach noch nicht sehr oft erlebt und musste mich erst daran gewöhnen. Zusätzlich tat mir alles so unendlich leid und machte natürlich auch mir das Herz schwer. Aber ich war nicht hier, um mitzuleiden, sondern um zu helfen, zu unterstützen und zu beraten. Also tat ich das.

Ich riet den beiden, nach Hause zu fahren und sich auf dem Weg dorthin noch irgendetwas Gutes zu tun. An die frische Luft gehen, ein Eis essen, shoppen – was auch immer. Und dann im Familienkreis gemeinsam zu sprechen. Ich brachte sie zum Empfang und bot dann noch an, dass ich in beratender Funktion gerne dazukommen würde, wenn sie mich brauchten.

Eine Woche lang kamen die Enkelinnen nicht mehr zu Besuch. Was ich vollkommen okay und nachvollziehbar fand. Alle brauchten Zeit, um mit der veränderten Situation umzugehen. Als sie dann wiederkamen, war auch ich gerade im Dienst. Frau Tippelkamp war an diesem Tag sehr gut drauf, forderte zum Kartenspiel heraus und erinnerte sich auch an ihre Enkelinnen. Diese wussten natürlich, dass nicht wieder alles in Ordnung war, sondern dass Tage wie der eine Woche zuvor nun wahrscheinlich öfter vorkommen würden. Aber heute war eben alles gut. Das Heute zählt, gerade bei dieser Krankheit. Und heute zog Frau Tippelkamp alle im Mau-Mau ab. Ihr lautes Gelächter war bis in den Flur zu hören.

Team Langzeitpflege

Während meiner Ausbildung zur Pflegefachkraft gab es zwei »Außeneinsätze«. Ich musste also zweimal das Altenheim verlassen und mich auf unbekanntes Terrain wagen. Wie ich es gehasst habe! Vor allem, weil einer dieser Außeneinsätze im Krankenhaus stattfand. Krankenhäuser und ich waren noch nie ein gutes Match. Sie gehören auf jeden Fall zu den Top 10 der Orte, die ich normalerweise großräumig umfahre. Es ist nicht so, dass ich mir bisher viele Gedanken um eine Top 10 der No-go-Orte gemacht habe, aber ich bin mir sicher, dass es Krankenhäuser definitiv in meine persönlichen Charts schaffen würden. Der andere Außeneinsatz war in der ambulanten Pflege.

Das Krankenhaus hielt all die üblen Versprechungen ein, die ich mir vorher in aller Dramatik ausgemalt hatte. Für mich einfach die komplette Reizüberflutung. Es kam mir so vor, als würden permanent Betten geschoben werden. Von Raum A nach Raum B und von Raum B wieder zurück nach Raum A. Oder halt ganz viele Betten nach Raum A und dafür alle Betten aus Raum C und D in Raum B. Alles war auf andere Art schnell und im Vergleich zur Langzeitpflege unpersönlich – was klar ist, aber natürlich war dies ein zu meinem Berufsalltag so eklatanter Unterschied, dass er mir förmlich ins Gesicht sprang.

Mir wurde schnell klar, dass ich die Wochen im Krankenhaus nur überstehe, wenn ich mir ein System überlege. Zum Beispiel wurde bei der Frühschicht immer die Arbeit aufgeteilt. Dann hieß es: »Wir haben zwölf zum Waschen.«

Schnell hob ich den Arm, obwohl das kaum nötig war, denn niemand riss sich um die Körperpflege. »Ich geh waschen. Ich mach das«, rief ich, und schon war ich losgerannt.

Im Krankenhaus wurde mir so richtig bewusst: Ich bin Altenpfleger und kein Krankenpfleger. Ich sah, wie wichtig die Profession Krankenpflege ist, aber die Akutversorgung war einfach nicht mein Ding. Zumindest nicht, wenn es ausschließlich darum ging.

Weil es aufgrund von akutem Krankheitsausfall keine wirkliche Anleitung für mich in der ersten Woche gab, waren die Übergaben für mich eher mau. Beispielsweise kam morgens um acht Uhr das Frühstück. Also schnappte ich mir die Tabletts, ging durch die Zimmer und verteilte das Essen. Bei den älteren Patient:innen setzte ich mich ans Bett und reichte ihnen das Essen an. Sie taten mir leid, weil das Personal wirklich kaum Zeit für sie hatte. Ich sah ja selbst, wie hektisch es im Krankenhaus zuging. Sie konnten nichts dafür, aber ich konnte auch nicht zusehen, wie die älteren Menschen teilweise nur unter großer Anstrengung mit zittriger Hand den Löffel zum Mund führen konnten. Der Altenpfleger in mir übernahm einfach und schaltete von Versorgung auf Pflege.

Eines Morgens sah mich eine Krankenschwester am Bett eines älteren Herrn sitzen und ihm helfen. Sie bekam umgehend einen Wutanfall. Ich dachte zunächst, dass sie sich darüber aufregte, dass ich bei dem Patienten saß. Tatsächlich aber war ihr Thema ein ganz anderes. Ich hatte einigen der Patient:innen Essen gebracht, die wegen geplanter Untersuchungen eigentlich hätten nüchtern bleiben müssen.

»Aber die sind doch auf dem Nüchternzettel!«

Ich stutzte: Was zum Geier war bitte ein Nüchternzettel?! Hatte ich noch nie von gehört. Später natürlich wurde mir dann erklärt, dass darauf alle Patient:innen aufgelistet waren, die eben für Untersuchungen nüchtern bleiben mussten. Nun ja. Wegen mir mussten dann ungefähr fünf Untersuchungen verschoben werden. Natürlich wurde mir auch mitgeteilt, dass das Essen anzureichen in dem Fall nicht angesagt war, denn der Patient musste zu einer Untersuchung. Für mich war Krankenhaus: Schellen, Betten rein, Betten raus, Untersuchungen, hochlaufen, runterlaufen, Labor, Anordnungen von Ärzt:innen, zack, zack. Alles war so schrecklich hektisch. Es blieb kaum Zeit für Zwischenmenschliches. Die erste Woche war für mich eine Katastrophe. Ich kam nach Hause und sagte zu Markus: »Ne, ich schaffe das nicht. Das ist nichts für mich, überhaupt nicht.«

Mein erster Einsatz war in der Gastroenterologie, im Hochsommer. Locker 35 Grad im Schatten. Die häufigste Frage, die mir von den Patient:innen gestellt wurde, war: »Wann kommt der Arzt?« Ja, wenn ich das nur gewusst hätte! Ein weiterer Standardsatz, den allerdings ich sagte, war: »Der Stuhlgang muss aussehen wie Kamillentee.« Wenn dem so war, konnte es nämlich losgehen mit der Darmspiegelung. Halten wir fest: Es waren nicht die schönsten sechs Sommerwochen, die ich bisher erlebt hatte. Aber es stellte sich heraus, dass es sechs wirklich wichtige Wochen für mich waren. Denn mir wurden zwei Dinge klar: Zum einen, dass ich wirklich meine Passion in der Altenpflege gefunden hatte. Zum anderen stellte ich erneut fest, dass ich in der Lage war, mich schnell auf ein neues Setting einzulassen. Da war er nämlich wieder: mein Ehrgeiz. Und zu diesem gesellte sich ein neu entfachter Durchhaltewillen. Ich tat dies alles schließlich, um in dem Job ausgebildet zu werden, den ich liebte. Mein Durchhaltevermögen und ich wurden best friends. Das war fast ein euphorisierendes

Gefühl, blickte man zurück auf die vielen Starts ins Berufsleben, die ich begonnen und schnell wieder abgebrochen hatte. Jetzt wusste ich: *So was hast du vorher nie gemacht, weil du keine Passion verspürt hast. Jetzt hältst du durch, auch wenn es gerade hart ist.*

Nachdem ich in der ersten Krankenhauswoche also vor lauter Reizüberflutung und Hektik fast den Kopf verloren hatte, biss ich die Zähne zusammen und gab ab Woche zwei mein Bestes. Innerhalb kürzester Zeit arbeitete ich mich in die Abläufe ein und zog durch.

Am Ende der sechs Wochen wusste ich, was Krankenpflege leistete. Aber ich wusste auch, dass ich den ständigen Patient:innenwechsel nicht mochte. Mir fehlte es, in Kontakt zu treten und echte Beziehungen aufzubauen. Manchmal ist es ein ebenso großer Schritt vorwärts, genau zu erkennen, was man nicht will. Als ich meinen Kasack nach der letzten Schicht im Krankenhaus auszog, atmete ich auf. Endlich nahm auch der ganze medizinische Teil der Pflege ein Ende, der im Krankenhaus weitaus größer war. Ich habe mich – obwohl ich meinen Endgegner, die Anatomie, nicht vergessen hatte! – immer für Medizin interessiert, doch im Krankenhaus sprachen alle nur in Abkürzungen. Bei Übergaben verstand ich lange gar nichts. C2? A5? In meinen Ohren klang das alles nach »Schiffe versenken«. Krankenhaus? Treffer versenkt!

Der zweite Außeneinsatz in der ambulanten Pflege untermauerte meine Entscheidung für die stationäre Langzeitpflege. Während dieser Zeit wurde mir bewusst, dass mir die Beziehung zu den Bewohner:innen extrem wichtig ist, dass ich aber eine professionelle Distanz brauche, um meine Arbeit machen zu können. Das hatte mir ja schon die Trauer um Herrn Tippelkamp gezeigt, der sich damals die goldene Uhr gekauft hatte. In der häuslichen Umgebung der Patient:innen, zu der man sogar einen eigenen Schlüssel hat, war es ungleich schwieriger, »Dienstleister« zu bleiben und die Distanz zu wahren.

Menschen, die hier ihre berufliche Leidenschaft gefunden haben, lieben es, zu den Patient:innen nach Hause zu fahren, und finden es teilweise schrecklich, dass in der stationären Langzeitpflege alle auf einem Flur wohnen. Ich wiederum mochte das ständige Autofahren und Parkplatzsuchen nicht. Der ambulante Pflegedienst leistet auch ungeheure körperliche Arbeit, die oft unterschätzt wird. Meist fehlen wichtige Hilfsmittel, die im Seniorenheim einfach gegeben sind. Einen älteren Menschen allein aus der Badewanne zu heben oder ihm aus einem besonders tiefen Bett zu helfen ist beispielsweise ein großer Kraftakt. Und auch wenn die schon besprochenen internen Grabenkämpfe wirklich nicht spaßig sind, fehlten mir in der ambulanten Pflege meine Kolleg:innen. Als ich von diesem Außeneinsatz in meinen Wohnbereich zurückkehrte und Schwester S. über den Weg lief, wäre ich ihr am liebsten sofort um den Hals gefallen.

Die Generalist:innen

Die Pflegeausbildung mit den Außeneinsätzen, wie ich sie durchlief, ist heute übrigens Geschichte. Damals entschied man sich vor der Ausbildung: Möchte ich in die Altenpflege, in die Gesundheits- und Krankenpflege im Krankenhaus oder in die Gesundheits- und Krankenpflege in der Pädiatrie? Dann verbrachte man die folgenden drei Jahre damit, alles über den gewählten Kernbereich zu lernen.

Heute gibt es eine generalistische Ausbildung mit einem EU-Abschluss zur Pflegefachfrau oder zum Pflegefachmann. In den drei Ausbildungsjahren durchlaufen die Schüler:innen alle drei Kernbereiche gleichermaßen. Oder anders ausgedrückt: Die Inhalte von drei mal drei Ausbildungsjahren wurden in einmal drei Ausbildungsjahre reingequetscht. Am Ende ist man dann examinierte:r Gesundheits- und Krankenpfleger:in. Wer die Ausbildung absolviert hat, kann anschließend europaweit in allen drei Settings eingesetzt werden, die vorher jeweils eine eigene Ausbildung als Voraussetzung hatten. Dabei ist eines klar: Viele fachspezifische Inhalte gehen durch die Zusammenkürzung unter. Das ist mein größter Kritikpunkt an der Ausbildungsreform.

Leider muss ich sagen: Das ist typisch Pflege. Ein Problem wird gelöst, dafür entstehen viele neue. Oft auch, weil politische Entscheidungen nicht auf die Pflegerealität ausgelegt sind. Der Pflegeberuf sollte durch die Umstellung aufgewertet werden, stattdessen zog diese Entscheidung einen Rattenschwanz an neuen Problemen mit sich. Gab es vorher eigene Pflegefachschulen für Altenpflege sowie für Gesundheits- und Krankenpflege, mussten nun alle Akademien alle Inhalte anbieten. Für eine Altenpflegeschule hieß es beispielsweise, Pädiatrie und Akutversorgung neu ins Ausbildungsprogramm aufzunehmen. Die Pädagog:innen waren überfordert. Es wurden Fristen gesetzt, bis wann sich alle umgestellt haben mussten, um jeweils den ersten Jahrgang der »Generalist:innen« auszubilden.

Eine Sorge, die Fachkräfte in der stationären Langzeitpflege umtrieb: Es wurde befürchtet, dass der Mangel an Pflegepersonal nun weitaus größer werden würde. Denn die Pflegeschüler:innen, die sich sonst vielleicht im Vorhinein für die Altenpflegeschule entschieden hätten, durchliefen nun zuerst auch die anderen Professionen – und würden sie sich dann doch noch mal umentscheiden?

Na prost, dachte also die Altenpflege, *die gehen doch dann alle in die Kinderkrankenpflege oder wählen, weil sie Grey's Anatomy & Co. gucken, das Krankenhaus.*

Tatsächlich war der »Verlierer« durch die generalistische Ausbildung aber die Pädiatrie. Vielleicht, weil diese in der Ausbildungszeit im Vergleich zu den anderen Bereichen mit nur einem kurzen Einsatz relativ schnell abgefrühstückt wurde? Plötzlich hörte man Pflegeschüler:innen immer öfter Dinge sagen wie: »Ich gehe doch nicht in die Pädiatrie, die stationäre Langzeitpflege gefällt mir ein bisschen besser.« Die generalistische Ausbildung brachte nämlich auch etwas Positives mit sich: Sie baute Berührungsängste ab. Diese Erfahrung machte ich später einmal selbst, als mir eine Pflegeschülerin ihre Entscheidung für die stationäre Langzeitpflege erklärte: »Früher hätte ich mir nie vorstellen können, mit älteren Menschen zu arbeiten. Ich hatte Hemmungen vor der Körperpflege und war unsicher im Umgang mit alten Menschen. Deshalb kam für mich nur die Pädiatrie infrage. Jetzt aber habe ich die Erfahrung gemacht, dass die Generation, die wir versorgen, echt lustig und cool ist. Und dass die Körperpflege überhaupt nicht unangenehm ist.«

So wie ihr ging es auch anderen Pflegeschüler:innen, die zuvor Berührungsängste mit dem Alter hatten. Durch die generalisierte Ausbildung legten sie diese ab und konnten sich ganz neu entscheiden – oft auch für die Altenpflege.

Ungeschlagener Renner in der Wahl der Profession blieb jedoch die Akutversorgung.

Es war also zu bemerken, dass mehr und mehr junge Leute den Weg in die stationäre Langzeitpflege einschlugen. Vielleicht hätten sie ohne den generalistischen Ansatz nie über diese Option nachgedacht oder sich bewusst für eine Altenpflegeausbildung entschieden. Und dann stellten sie während der Ausbildung fest, wie viel Spaß die Arbeit mit älteren Menschen macht. Wie alles andere als langweilig dieser Berufszweig ist – im Gegenteil: wie bereichernd es ist, seine Zeit mit den Bewohner:innen im letzten Kapitel ihres Lebens zu verbringen. Auch das sich bislang hartnäckig haltende Vorurteil, in der Altenpflege werde zu wenig medizinisches Fachwissen gebraucht, wurde durch die generalistische Ausbildung ein wenig entkräftet. Denn auch ohne Intensivstation kommt in der Langzeitpflege vieles davon täglich zum Einsatz und ist essenziell.

Altenpflege, der Underdog

Gerade der letzte Punkt ist wichtig. Denn viele Menschen, selbst solche, die in anderen Kernbereichen der Pflege tätig sind, gehen davon aus, dass Altenpflege nichts mit medizinischem Fachwissen zu tun hat. Das Bild, das wohl die meisten vor Augen haben, ist: Pfleger:innen waschen die alten Leute. Punkt. Und das ist so falsch!

Doch werfen wir mal einen Blick auf die unterschiedlichen Kernbereiche der Pflege und ihr Beliebtheitsranking: Da ist zuallererst die Krankenpflege. Die fächert sich auf in immens viele Fachbereiche. Die beliebteste Fachrichtung der Krankenpflege ist unangefochten die Intensivpflege, dicht gefolgt von der Anästhesie- und der OP-Pflege. Übertragen auf die Sitzbereiche eines Flugzeugs bilden diese drei die Businessclass. Alle weiteren Fachrichtungen der Krankenpflege – und das sind wie gesagt wirklich viele wie beispielsweise Pulmologie (Erkrankungen der Lunge), Nephrologie (Erkrankungen der Niere), Diabetologie, Gastroenterologie, Radiologie, Neurologie oder Urologie – sind die Economyclass.

Die Altenpflege ist in diesem Beliebtheitsranking ungefähr der Gepäckraum. Sie befindet sich an dieser nicht gerade exponierten Stelle, weil sich verschiedene Aussagen über die Altenpflege hartnäckig halten. Und zwar diese hier, die erste kennen wir ja bereits zur Genüge:

Altenpfleger:innen waschen nur.

Altenpflege ist langweilig.

Und überhaupt wird nur Altenpfleger:in, wer es in der übrigen Krankenpflege nicht geschafft hat oder absehbar nicht schaffen wird.

Keine dieser Aussagen trifft auf die Altenpflege zu. Es ist nur ein Bild, das sich so dermaßen in den Köpfen der Menschen festgesetzt hat, dass es schwierig ist, es zu ändern. Denn Altenpflege macht so viel. Es gibt Gemeinsamkeiten mit der Krankenpflege, was beispielsweise Wundversorgungen oder die Behandlung von Erkrankungen angeht. Doch in der Altenpflege gibt es keine Entlassungen, die Menschen verbringen meist den Rest ihres Lebens bei uns. Wir pflegen auf lange Sicht. Es geht nicht nur darum, einen Menschen wieder »aufzupäppeln«, sondern unser höchstes Ziel ist die Steigerung der Lebensqualität.

Wir sehen es häufig, wenn Bewohner:innen zeitweise im Krankenhaus waren und wir sie danach wieder bei uns aufnehmen: Ja, sie wurden versorgt. Aber sie wurden nicht gepflegt in dem Sinne, den wir darunter verstehen. Damit will ich auf keinen Fall sagen, dass die Bewohner:innen im Krankenhaus vernachlässigt werden. Aber es bleibt meist nur Zeit für das Notwendigste. Dann kommt beispielsweise ein Bewohner zurück, der genesen oder dessen Wunden versorgt sind und der auch körperlich sauber ist. Aber die Haare sind nicht gekämmt, er ist nicht rasiert und eingecremt, die Fingernägel sind nicht geschnitten oder sauber, und er trägt nur das OP-Hemd aus dem Krankenhaus. Grund genug für viele Altenpfleger:innen, nun auf die Krankenpflege zu schimpfen. Ja, wir haben eine andere Sicht auf Pflege. Wir wissen: Dieser Bewohner liebt es, frisch rasiert und eingecremt zu sein. Wir kennen seinen Lieblingspullover und welchen Teil der Tageszeitung er unbedingt lesen will.

In einer solchen Situation spielt auch ein merkwürdiges Altenpfleger-vs.-Krankenpfleger-Konkurrenzdenken eine Rolle. Wir machen es uns gegenseitig schwer – mit Absicht. Das ist total dämlich, kommt aber häufiger vor, als man denkt, ich habe das in meiner Pflegeausbildung mehrfach beobachten können. Ein Beispiel: Die Altenpflege weist Frau Tippelkamp ins Krankenhaus ein. Die Krankenpflege beschwert sich daraufhin, dass Frau Tippelkamp zu wenig getrunken hat und deshalb dehydriert ist. Andersherum, Frau Tippelkamp kommt wieder zurück in die

Altenpflege, dann meckern wir: Es sind keine Entlassungspapiere da beziehungsweise irgendwas wurde darin nicht richtig vermerkt. Dabei hat im ersten Fall Frau Tippelkamp vielleicht schon immer wenig getrunken und ist nur schwer dazu zu motivieren. Und im zweiten Fall braucht es nur einen Anruf, und schon ist da, was benötigt wird. Aber erst mal wird gemeckert, sich aufgeregt und übereinander geschimpft.

Wie gesagt: Das machen manche von uns. Nicht alle. Es gibt sehr, sehr viele richtig tolle Kranken- und Altenpfleger:innen. Dennoch ist die eben beschriebene Dynamik so vorhanden, dass jede:r Beteiligte sie kennt. Ich bin überzeugt, dass es an der Zeit ist, sie abzuschaffen. Und ich tue alles dafür. Aber noch ist sie da und spürbar. Es ist also auch unser eigenes Verhalten, das die Altenpflege zum Gepäckraum-Underdog macht. Der Underdog, den die Gesellschaft immer sofort mit dem Thema Waschen verbindet. Und ja: Es geht bei der Pflege schließlich immer auch um den Körper – egal, ob im Krankenhaus oder im Seniorenheim. Hierbei können wir Krankheiten oder der Verschlimmerung von Erkrankungen entgegensteuern. Oft können wir mit der Pflege den gesundheitlichen Zustand von Bewohner:innen sogar stark verbessern. Zum Beispiel kommt eine Frau Tippelkamp immobil und deshalb bettlägerig zu uns. Und ein Jahr später kann sie wieder am Rollator laufen und an Veranstaltungen teilnehmen. Das muss man sich mal vorstellen, was das für Frau Tippelkamp bedeutet! Wenn ich sie über die Gänge laufen und ihre Mitbewohner:innen grüßen sehe, dann weiß ich: Wir machen einen super Job! Ja, wir sind nicht *Grey's Anatomy* oder *Emergency Room*. Wir sind keine aufregende Akutpflege, wo jeden Tag aufgrund von Notfällen und Action das Adrenalin durch die Adern rauscht, wir sind die Langzeitpflege.

Wir sind die Beziehungspflege. Diejenigen, die alles geben, um die Lebensqualität im Alter zu erhöhen. Wir sind Pfleger:innen, Hautinspekteur:innen, Eventmanager:innen, Stylist:innen, Seelsorger:innen und Familienberater:innen. Und wenn wir schon der Underdog sind, dann aber einer, bei dem wirklich viel gelacht, geliebt und gelebt wird. Auch wenn der Tod natürlich dazugehört. Und der ist in keiner Profession der Pflege einfach mit anzusehen und zu verarbeiten. Auch, weil keiner von uns genug Raum hat für eine Sterbebegleitung. Nach Hause zu gehen mit dem Wissen, dass man in den letzten Stunden und Minuten nicht komplett für eine Person da sein konnte, weil einfach keine Zeit war, ist immer schwer auszuhalten, egal, in welcher Pflegefachrichtung man arbeitet.

④

Kaltes Wasser 2.0

Verantwortung übernehmen

Wie ich schon erzählt habe, wird man als Pflegeschüler:in nach dem ersten Theorieblock ins kalte Wasser geworfen. Wie kalt das Wasser aber direkt nach dem Examen werden kann, steht auf einem anderen Blatt. Natürlich wachsen wir an Herausforderungen. Doch das macht die Herausforderungen nicht unbedingt einfacher. Es gab Situationen, in denen ich erst einmal einfach nur funktioniert und instinktiv gehandelt habe. Erst hinterher kam dann der große Schock, weil mir bewusst wurde, was alles hätte schiefgehen können. Dass nichts dergleichen passiert ist, lag nicht nur an mir, sondern daran, dass wir trotz aller Grabenkämpfe zusammenhalten und wie die Zahnräder von sehr schnell laufenden Uhren ineinandergreifen können, wenn wir wollen. Das stimmt mich richtig positiv. Alle Voraussetzungen für ein Umdenken in der Pflege sind längst in uns. Wir müssen sie nur umsetzen. Ich bin einfach überzeugt: Die Situation der Pflegekräfte ändert sich, wenn wir selbst mit der Veränderung beginnen. Wenn wir zu einer Gemeinschaft werden, statt uns zu bekriegen. Und wenn wir als diese Gemeinschaft unseren Beruf nach außen vertreten und neue Rahmenbedingungen schaffen und einfordern. Doch dazu komme ich später noch.

Ich war nun frisch examinierte Pflegekraft und bereit, neue Erfahrungen zu sammeln. Dass diese auch negativ sein können, zeigt eine Situation, die kurze Zeit nach meinem Examen passierte. Und die verdeutlicht, wie viel kälter Wasser werden kann, je mehr Verantwortung man plötzlich trägt.

Frau Tippelkamp und der Tod

Nach wenigen Wochen hatte ich bereits meinen ersten Dienst als Schichtleitung, war also zum allerersten Mal Erster im Dienst. Das bedeutete: Bei sämtlichen Fragen und allem, was geschah, war ich derjenige, der die Antworten parat haben musste. Hallo, Verantwortung, du bist ja ganz schön schwer! Aber ich beruhigte mich, schließlich hatte ich bereits Hunderte Schichten erlebt. Warum sollte gerade in dieser etwas Schlimmes passieren, nur weil ich es war, der die Verantwortung trug?

Die ersten Stunden verliefen ohne besondere Vorkommnisse. Zumindest keine sehr auffälligen, denn zu besonderen Vorkommnissen kommt es auf gerontopsychiatrischen Wohnbereichen eigentlich immer. Hier ist niemals ein Tag wie der andere. Gerade saß ich vor dem Computer und schrieb

Dokumentationen, als ich lautes Geschrei hörte. Auch das ist für die Gerontopsychiatrie an sich nichts Ungewöhnliches, doch irgendetwas an der Art des Geschreis kam mir untypisch vor. Also trat ich auf den Gang, um die Worte besser zu verstehen.

»Hilfe! Sie wird blau! Sie wird blau! Hilfe!«, hörte ich die Stimme einer Servicekraft aus dem Tagesraum. Ich lief sofort los und brüllte dabei selbst, um auf diese Weise den Pflegehelfer und die Pflegeschülerin zu alarmieren, die gerade in unterschiedlichen Zimmern beschäftigt waren: »Notfallsituation! Wir haben eine Notfallsituation!«

Kaum war ich im Tagesraum angekommen, sah ich, was passiert war. Die Servicekraft, die gerade Tische abgewischt hatte, während einige Bewohner:innen beim Essen waren, stand neben Frau Tippelkamp, die nach Luft rang und bereits bläulich verfärbte Lippen hatte. Mein erster Gedanke war, dass Frau Tippelkamp sich verschluckt haben musste, sie also aspirierte. Schon war ich mit ein paar Schritten bei ihr und umfasste sie von hinten, um den Heimlich-Griff anzuwenden, die Erste Hilfe beim drohenden Ersticken. Leider ohne Ergebnis. Die Mundinspektion wurde ohne Auffälligkeiten durchgeführt. Es musste also etwas anderes sein, das Frau Tippelkamp die Möglichkeit zum Atmen nahm. Dann wurde sie bewusstlos.

Alles passierte gleichzeitig: In meinem Kopf spielte ich Ursachen durch und achtete auf alle Symptome, die Frau Tippelkamp zeigte. Ich wies die Servicekraft an, auf den Notfallknopf im Tagesraum zu drücken. Ich selbst war nach außen hin komplett ruhig, obwohl in mir ein regelrechter Aufruhr stattfand. Ich schob Frau Tippelkamp, die in ihrem Rollstuhl zusammengesunken war, hinaus. Die anderen Bewohner:innen im Tagesraum waren nämlich bereits in große Unruhe geraten. Auch wenn sie teilweise nicht verstanden, was gerade passierte, und die Situation nicht einschätzen konnten, nahmen sie doch die aufgeregten Stimmen und die veränderte Energie wahr. Menschen, die unter Orientierungslosigkeit leiden, können durch einen Stimmungswechsel wie diesen sehr schnell in Panik geraten.

Draußen auf dem Flur kippte ich Frau Tippelkamps Rollstuhl mithilfe des Pflegehelfers nach hinten, um sie auf den Boden zu legen. Frau Tippelkamp zeigte keine Vitalzeichen.

»Rea! Wir müssen reanimieren!«, rief ich und wies den Pfleger an, mit der Herzdruckmassage zu beginnen. Parallel rief ich den Krankenwagen und beauftragte die immer panischer werdende Pflegerschülerin damit, den Ambu-Beutel zu holen, ein Hilfsmittel zur manuellen Beatmung. Ich wusste, dass klare Ansagen und Aufgaben dabei helfen, die Nerven zu behalten. Ich überprüfte Frau Tippelkamps Vitalzeichen, doch es war immer noch nichts vorhanden. Der Pflegehelfer machte weiter mit der Herzdruckmassage, und ich lief los, um alle notwendigen Papiere von und über Frau Tippelkamp zu holen, die ich den Rettungssanitätern übergeben musste, sobald sie ankamen. Als ich wiederkam, stand die Pflegeschülerin kurz vor einer Panikattacke.

»Hör zu«, sagte ich ruhig zu ihr, »und schau mich an. Versuche, tief durchzuatmen. Wir sind jetzt professionell.« Sie nickte, und ich sah, dass sie mich verstand. Also gab ich ihr eine weitere Aufgabe: »Du gehst jetzt runter, nimmst die Rettungskräfte in Empfang und bringst sie hierher.«

Kaum war die Pflegeschülerin weg, klingelte das Telefon. Es war unser Hausarzt. Ich schilderte ihm kurz die Lage.

»Ich bin unterwegs«, sagte er und legte auf.

Als der Arzt wenige Minuten später eintraf, hatte sich an

Frau Tippelkamps Zustand nichts geändert. Der Arzt untersuchte Frau Tippelkamp, und nachdem der Pflegehelfer noch eine Weile mit der Reanimation weitergemacht hatte, sagte er: »Abbrechen.«

Ich schaute den Arzt entgeistert an, während sich in meinem Kopf die Gedanken überschlugen: Ist das richtig? Sollten wir wirklich mit der Reanimation aufhören? Was, wenn Frau Tippelkamp noch eine Chance hat?

»Mach noch fünf Minuten weiter«, sagte ich zum Pflegehelfer, der mich fragend anschaute.

»Nein, bitte lassen Sie es. Frau Tippelkamp hat uns verlassen.«

Der Arzt wusste, warum er anordnete, was er anordnete. Ich war gleichzeitig schockiert und erleichtert. Einerseits, weil ich Frau Tippelkamp gekannt hatte und es mich traf, dass sie von uns gegangen war. Die Erleichterung trat ein, weil ein sehr großer Teil der Verantwortung, die ich getragen hatte, auf die erfahrenen Schultern des Hausarztes übergegangen war.

Einige Momente schauten wir schweigend auf Frau Tippelkamp. Ich stand da mit all den Papieren in der Hand, die Frau Tippelkamps medizinisches Leben enthielten. Ihre Diagnosen, ihre aktuelle Medikation und nicht zu vergessen: ihre Krankenkassenkarte. Es kam mir alles unwirklich vor. Eben noch hätten all diese Daten eine reibungslose Übergabe von uns zum Rettungsdienst und dann zur Intensivstation sichergestellt. Sie waren für unsere Bewohner:innen überlebenswichtig, weil sie für die bestmögliche Versorgung im Notfall sorgten. Nun waren sie vollkommen nutzlos geworden.

Dann zwang ich meine Aufmerksamkeit wieder ins Hier und Jetzt. Ich war der Erste im Dienst, und das bedeutete: Ich konnte mich im Moment nicht meinen Emotionen hingeben. Frau Tippelkamp musste in ihr Zimmer getragen werden, es gab einen Tagesraum voller Bewohner:innen und mehrere Kolleg:innen, die gerade ein schockierendes Ereignis erlebt hatten. Die Pflegeschülerin beispielsweise war zurückgekommen, saß nun auf dem Boden und weinte, weil sie mit der ganzen Situation nicht umgehen konnte. Wie auch, sie hatte so etwas noch nie erlebt.

»Bitte kommt kurz mit in die Küche«, sagte ich zum Pflegehelfer und der Schülerin.

Dort angekommen, tranken wir jeder einen Schluck Tee, und ich sprach mit ihnen kurz über die Situation. Ich bedankte mich auch für ihre großartige Arbeit. Auch wenn wir Frau Tippelkamp nicht mehr hatten helfen können, hatten wir doch alles getan, was in unserer Macht stand. Wir hatten Ruhe bewahrt, wir hatten getan, was wir in den regelmäßigen Erste-Hilfe-Seminaren gelernt hatten, und wir hatten dabei auch die anderen Bewohner:innen im Blick gehabt.

Weil die Pflegeschülerin mit ihren Nerven nach wie vor ziemlich am Ende war, schlug ich ihr vor, nach draußen zu gehen, damit sie sich auf einem Spaziergang weiter beruhigen konnte. Der Pflegehelfer sagte mir, dass er in Ordnung sei, also schickte ich ihn zurück in den Tagesraum. Weil wir Frau Tippelkamp gleich hinausgebracht hatten, war es zu keiner größeren Unruhe gekommen, dennoch konnte es nicht schaden, wenn er sich noch einmal vergewisserte, dass es allen gut ging.

Erst später, als meine Schicht fast vorbei war und ich allein im Dienstzimmer am Schreibtisch saß, trafen auch mich die Emotionen, die ich bis dahin zurückgedrängt hatte, mit aller Macht. Ich bemerkte, dass meine Hände zitterten. Zum ersten

Mal begriff ich das volle Bedeutungsspektrum des Wortes »Verantwortung« als examinierte Pflegekraft. Es schwebte immer über einem, die ganze Ausbildungszeit lang. Ständig wurde davon geredet. Was es bedeutete, konnte man zwar theoretisch nachvollziehen, aber wirklich verstehen konnte man es nur durch Erfahrung. Und da war sie nun gewesen, die Erfahrung. Es war nicht meine erste Reanimation gewesen und auch nicht die erste Person unter den Bewohner:innen, die ich hatte von uns gehen sehen. Doch es war das erste Mal unter meiner Leitung passiert. Da war niemand gewesen, den ich im Zweifel hätte um Rat fragen können. Ich war es, den alle fragend angeschaut hatten. Als examinierte Fachkraft war auch ich es, der Rede und Antwort stehen musste, wenn Fehler passierten.

So traurig Frau Tippelkamps Tod war, so hatte mir die Situation auch gezeigt, wie wichtig es ist, dass wir in der Pflege alle zusammenarbeiteten. Die Servicekraft, die sofort nach Hilfe gerufen hatte. Der Pflegehelfer, der besonnen mit der Herzdruckmassage begonnen hatte. Die Pflegeschülerin, die trotz ihrer Angst meinen Anweisungen gefolgt war. Wir hatten funktioniert. Und wenn wieder jemand in Not geriet, war es genau dieses Funktionieren, das Leben retten konnte.

Bevor ich ging, setzte ich mich noch einmal mit der Pflegeschülerin zusammen. Ich wusste, wie schwer sie das alles nahm. Auch die Tatsache, dass sie in Panik geraten war.

»Du hast das super gemacht«, sagte ich zu ihr.

»Aber ich habe geheult und war total hektisch«, erwiderte sie mit Blick auf den Boden.

»Das ist völlig normal, du bist noch unerfahren«, versuchte ich sie zu beruhigen.

»Aber du doch auch.«

Da hatte sie einen Punkt, musste ich innerlich zugeben. Dennoch: Ich hatte das Examen in der Tasche. Also musste ich das Wasser aushalten können, egal, wie kalt es war. Für die Bewohner:innen, aber auch für mein Team.

Frau Tippelkamp war an einer schweren Lungenembolie gestorben. Wie der Arzt schon richtig erkannt hatte, hätten wir ihr nicht mehr helfen können. Mein »Glück« war, dass der Arzt zugegen gewesen war. Wenn Bewohner:innen plötzlich versterben, muss man sich als examinierte Pflegekraft vor dem Gesetz rechtfertigen, sollte eine Reanimation nicht gelingen. Der Tod der Bewohnerin oder des Bewohners wird dabei von der Kriminalpolizei untersucht. Es folgt eine Befragung durch die Beamten, und man muss den genauen Ablauf der Ereignisse schildern. Dann die Obduktion zur Feststellung der Todesursache. Das alles ist wichtig und richtig. Doch für einen selbst ist es alles sehr hart, denn man fühlt sich die ganze Zeit, als stünde man unter Generalverdacht. Das ist eine Tortur, die man psychisch aushalten und verarbeiten können muss. Nicht zu vergessen: während man womöglich gleichzeitig noch Pflegeschüler:innen dabeihat, die man anleiten und für die man da sein muss. Mit denen man im Nachgang Reflexionsgespräche führt, damit sie mit der Situation besser zurechtkommen, weil sie noch unerfahren sind.

Aber du doch auch, klingt der Satz der Pflegeschülerin in mir nach. Und damit hat sie recht. Junge Pflegekräfte werden heutzutage oft und ohne viel Einarbeitung in Situationen reingeworfen, denen sie kaum oder vielleicht gerade so gewachsen sind. Eiskaltes Wasser eben.

»Es brennt! Meine Pferde!«

Wie in jedem anderen Job gibt es in der Altenpflege Kolleg:innen, mit denen man sehr gerne zusammenarbeitet. Und dann gibt es Konstellationen, bei denen man durch die Tür kommt und direkt wieder rückwärts rausgehen möchte. Man weiß: *Heute muss ich richtig gut auf alles achtgeben, denn im Zweifel liegt die ganze Verantwortung bei mir.*

An besagtem Wochentag aber standen die Dienstplansterne günstig. Ich fuhr total motiviert zur Arbeit und freute mich auf den Spätdienst, weil ich seit Langem mal wieder mit genau den richtigen Leuten geplant war. In der Schicht hatte ich Kolleg:innen um mich, bei denen klar war: Es läuft alles Hand in Hand. Egal, was passiert, wir verstehen uns ohne Worte, und jede:r weiß, was zu tun ist.

Auf der Station war es laut Frühdienst ruhig gewesen. Einzig Frau Tippelkamp machte eine schwierige Zeit durch. Sie lebte zu diesem Zeitpunkt bereits ein Jahr bei uns und litt an mittelgradiger Demenz mit Schizophrenie. Gedanklich bewegte sie sich sehr viel in der Vergangenheit. Körperlich war sie immobil, konnte also weder gehen noch stehen und musste die meiste Zeit im Bett liegen. Glücklicherweise war ihr Oberkörper nicht betroffen und ihre Motorik komplett vorhanden, sodass sie zum Beispiel ganz normal greifen konnte. Einzig ihre Sehkraft war aufgrund von grauem Star erheblich eingeschränkt.

Obwohl Frau Tippelkamp generell ein sehr fröhlicher Mensch war, gab es Phasen, in denen sie sehr viel weinte und an Panikattacken litt – wie in der vergangenen Nacht, in der sie sehr unruhig gewesen war und massiv geweint hatte. Auch hatte sie zwischendurch nach ihren Pferden gerufen. Besonders deshalb wusste ich, dass ich ein besonderes Augenmerk auf die sonst so gut gelaunte Frau werfen musste.

Im Biografiegespräch nach der Aufnahme hatten wir in Erfahrung bringen können, dass sie mit zwölf Jahren den Zweiten Weltkrieg erlebt hatte. Zuvor hatte sie eine behütete Kindheit gehabt, auf einem großen Gutshof mit vielen Pferden. Heute würde man sagen: Frau Tippelkamp war ein richtiges »Pferdemädchen«. Sie hat ihre Tiere geliebt und sich um sie gekümmert. Bis zu der Nacht, in der ihre Mutter sie weckte und ihr hektisch ins Ohr flüsterte: »Schnell, zieh dich an! Wir müssen weg! Die Russen kommen!«

Frau Tippelkamp und ihre Mutter versteckten sich zunächst in einem Wald nahe des Gutshofs. Durch ein Gebüsch konnten sie die Pferdeställe sehen – und auch, wie russische Soldaten sie anzündeten. In ihrem Versteck musste Frau Tippelkamp also mit ansehen, wie ihre geliebten Pferde bei lebendigem Leib verbrannten. Ihre Mutter hatte die Arme um sie geschlungen und hielt ihr den Mund zu, damit die russischen Soldaten ihre Schreie nicht hörten.

All die schrecklichen Details wussten wir nicht von Frau Tippelkamp selbst, denn sie schien dieses Ereignis ihr ganzes Leben lang verdrängt zu haben. Auch ihre Tochter hatte diese Geschichte nicht von Frau Tippelkamp erfahren, sondern von deren Mutter. Doch jetzt, als alte Frau, die mehr und mehr in der Vergangenheit lebte, durchlitt Frau Tippelkamp dieses fürchterliche Erlebnis hin und wieder aufs Neue. Dann kam es vor, dass sie laut schrie. Manchmal waren es einfach nur Schreie, manchmal schrie sie, dass sie getötet oder vergewaltigt werde. Und immer wieder schrie sie um ihre Pferde. Wir kannten diese Situationen. Meist konnte Frau Tippelkamp schnell abgelenkt werden. Dieses Mal jedoch schien es schwieriger gewesen zu sein, weswegen eine schlaflose Nacht hinter ihr lag.

Ich war deshalb nicht überrascht, als ich während meiner Begrüßungsrunde in Frau Tippelkamps Zimmer kam und sie an die Zimmerdecke starrend vorfand. Sie wirkte immer noch sehr traurig.

»Guten Tag, Frau Tippelkamp!«, sagte ich und trat an ihr Bett. Keine Reaktion. Ich nahm ihre Hand und versuchte es erneut: »Frau Tippelkamp, geht es Ihnen gut?« Sie sagte immer noch nichts, schüttelte aber den Kopf, während sie weiter an die Decke starrte. Ich drückte aufmunternd ihre Hand: »Frau Tippelkamp, ich komme gleich wieder und richte Sie ein bisschen. Dann essen wir erst mal ein Stückchen Kuchen und trinken eine schöne Tasse Kaffee.« Auch darauf kam keine Reaktion, obwohl Frau Tippelkamp Kuchen liebte. Ich verließ ihr Zimmer, holte den Kaffeewagen und ging von Raum zu Raum, um alle Bewohner:innen zu versorgen. Frau Tippelkamps Zimmer steuerte ich zuletzt an, weil sie Impulsgabe brauchte, um sie zum selbstständigen Essen zu motivieren, dafür wollte ich etwas Zeit einplanen.

An ihrem Zustand hatte sich in der Zwischenzeit nichts verändert. Bereitwillig ließ sie sich von mir herrichten und hochlagern. Doch als ich in ihr Gesicht blickte, sah ich, dass Tränen ihre Wangen herunterliefen. Nach so einer schlechten Nacht war das nichts Ungewöhnliches bei Frau Tippelkamp. Was ihr dann oft half und worauf sie gut reagierte, war die sogenannte Integrative Validation nach Richard, die sie und ihre Erfahrungen akzeptierte. Bildlich gesprochen stieg ich dabei aus meinen

Schuhen aus und in die von Frau Tippelkamp hinein. Ich versetzte mich also in ihre Lage und kommunizierte ihr verbal und nonverbal, dass ich sie verstand und es vollkommen in Ordnung war, was sie gerade fühlte.[4]

»Frau Tippelkamp, ich sehe, dass Sie sehr traurig sind. Das ist okay, Sie dürfen traurig sein – und ich bin da für Sie.«

Leider hatte ich das Gefühl, dass meine Worte nicht zu ihr durchdrangen. Auch spürte ich, dass sie nichts essen wollte. Dennoch reichte ich ihr ein Stück Kuchen. Doch mein Bauchgefühl hatte mich nicht getrogen: Frau Tippelkamp presste den Mund zu und signalisierte mir damit deutlich, dass auch etwas Süßes heute rein gar nichts besser machen konnte.

Sie tat mir unendlich leid. Ich hätte mich gerne noch eine Weile zu ihr gesetzt, doch musste ich natürlich auch die anderen Menschen versorgen. Also verabschiedete ich mich erst mal für den Moment.

»Frau Tippelkamp, ich gehe jetzt eine Weile zu den anderen Bewohnern. Vielleicht möchten Sie ja gleich darüber sprechen, wenn ich wiederkomme. Ich mache Ihnen solange den Fernseher an.«

Ich begann mit meiner Versorgungsrunde, was bedeutet: Positionswechsel durchführen, Inkontinenzversorgung und Ähnliches. Gerade war ich dabei, einen anderen Bewohner zur Toilette zu begleiten, als ich laute und furchtbare Schreie aus Frau Tippelkamps Zimmer hörte. Ich half dem Bewohner zurück in sein Bett, dann rannte ich los. Frau Tippelkamp lag in ihrem Bett, hatte aufgerissene Augen und ganz geweitete

4 Richard, Nicole; Richard, Monika; Gunzelmann, Thomas: Menschen mit Demenz wertschätzend begegnen. Integrative Validation nach Richard®. 2016 Eigenverlag Institut für Integrative Validatuion GbR. Bollendorf 2016.

Pupillen. In diesem Blick konnte ich sehen, dass sie sich in einem Zustand absoluter Panik befand. Den Grund dafür konnte ich zunächst nicht feststellen, weil sie nur schrie, aber dabei keine Worte formulierte.

Auf gerontopsychologischen Bereichen sind wir für solche Situationen geschult. Ich ging also mit einer ganz ruhigen, akzeptierenden Haltung in ihr Zimmer und signalisierte ihr so ohne Worte: »Ich bin hier. Ich bin ruhig. Und ich bin für Sie da.« Als ich versuchte, ihre Hand zu nehmen, veränderten sich ihre Schreie: »Die Pferde! Die Pferde! Sie brennen, sie brennen! O nein, o nein, die Pferde brennen. Meine Pferde! Meine Pferde!«

Nun wusste ich, in welcher Situation sie sich in ihrer biografischen Geschichte befand. Sie war wieder mitten im Krieg, am schrecklichen ersten Tag ihrer Flucht.

»Frau Tippelkamp, beruhigen Sie sich. Ich bin hier.« Doch es war kein Herankommen an sie. Frau Tippelkamp war nicht in diesem Zimmer. Sie sah und hörte mich nicht. Sie hockte in Todesangst hinter einem Gebüsch und erlebte Schreckliches. Von Sekunde zu Sekunde wurde sie panischer, ihre Schreie lauter: »Es sind Flammen, es sind Flammen! Lösch! Lösch! Lösch!«

Ohne lange zu überlegen, rannte ich ins Badezimmer, packte die Waschschüssel, füllte sie mit Wasser und eilte zurück zu Frau Tippelkamp. Dann löschte ich das Feuer, indem ich die volle Waschschüssel im Zimmer auskippte. Ich tat es direkt neben Frau Tippelkamp, damit sie das Wasser hören konnte.

»Hören Sie es, Frau Tippelkamp? Hören Sie es? Ich lösche gerade!«

Frau Tippelkamp reagierte darauf – nur minimal, aber sie reagierte. Also rannte ich zurück ins Badezimmer und füllte die

Schüssel erneut. Zurück an ihrem Bett kippte ich erneut unter lautem Geplätscher das ganze Wasser auf den Zimmerboden. Währenddessen schrie Frau Tippelkamp weiter. Doch nun veränderten sich ihre Worte: »Es brennt! Meine Pferde! Mach weiter, mach weiter! Mach weiter!«

Aufgrund dieser zwei Worte wusste ich: Nun war auch ich in ihrer Welt. Frau Tippelkamp nahm mich wahr und integrierte mich in das Geschehen. Sie hörte das Wasser, und sie glaubte mir, dass ich dabei war, den Pferdestall zu löschen. Mehr noch: Sie glaubte, dass ich es schaffen konnte. Also legte ich einen Zahn zu: ins Badezimmer, Waschschüssel füllen, auskippen. Insgesamt viermal lief ich hin und her. Ein Großteil des Zimmers stand bereits unter Wasser, doch das kümmerte mich nicht. Was mich kümmerte, war Frau Tippelkamp. Ich merkte: Ich kriege sie jetzt damit. Während ich löschte und Frau Tippelkamp schrie, hielt ich sie über das Geschehen auf dem Laufenden: »Frau Tippelkamp, es ist schon weniger! Wir kriegen den Brand hin. Die Pferde können wir retten! Wir können sie retten!«

Bei diesen Worten beschlich mich zuerst ein sehr ungutes Gefühl. In Wirklichkeit waren hier nirgends Pferde. Ich konnte die Pferde nicht retten, und ich hatte die Pferde auch früher nicht gerettet. Doch ich rettete sie in Frau Tippelkamps Realität – und was machte die Realität, die sich jetzt vor ihren Augen abspielte, weniger wahr als die vergangene Realität oder meine eigene? Frau Tippelkamp fühlte die Ereignisse, also waren sie genauso wahr wie meine mittlerweile völlig durchnässten Schuhe.

»Mach weiter!«, schrie Frau Tippelkamp. »Mach weiter!«

Also machte ich weiter. Weil weitere Schüsseln Wasser einfach zu viel geworden wären, platschte ich mit den Schuhen im Wasser herum. So laut, dass Frau Tippelkamp das

Geräusch unablässig hören konnte. Als ich merkte, dass sie sich beruhigte, versuchte ich, den Ablauf der Geschehnisse zu einem Ende zu bringen und ihre Sinne mit einzubeziehen: »Ich glaube, das Feuer ist gelöscht. Ja, es ist gelöscht. Riechen Sie den Rauch?«

Eine lange Sekunde wartete ich auf eine Reaktion, dann entspannten sich Frau Tippelkamps Gesichtszüge endlich. Lächelnd sagte sie in meine Richtung: »Gott sei Dank, ich habe meine Pferde noch!«

Erschöpft ließ ich die Arme sinken und blieb in der Pfütze stehen. Ich hatte genau das Richtige getan: Frau Tippelkamp saß nun zurückgelehnt in ihrem Bett und lächelte. Ich eher weniger, denn ich wusste: Jetzt muss ich das ganze Zimmer putzen, obwohl ich mit meinen anderen Aufgaben schon viel zu spät dran war. Wie sollte ich das alles schaffen? Doch beim Blick auf Frau Tippelkamp konnte ich nicht anders, als ihr Lächeln zu erwidern: Um ihr die Last des schrecklichen Erlebnisses wenigstens für den Moment zu nehmen, hätte ich auch noch ein weiteres Zimmer geflutet.

Zwar war nun die große Panik vorbei, dennoch redete ich weiter beruhigend auf Frau Tippelkamp ein, während ich aufwischte und Handtücher auslegte: »Sehen Sie, es ist alles gut gegangen! Auf den Schock müssen Sie erst mal was trinken, nicht wahr? Soll ich den frischen Kaffee holen? Nach Kaffee ist mir jetzt so richtig!«

Dann holte ich den Kaffee und das Stück Kuchen, das Frau Tippelkamp zuvor verschmäht hatte. Nun aß sie mit Appetit.

Später, als ich langsam meine Schicht beendete, dachte ich noch einmal über das gerade Erlebte nach. Manchmal muss man als

Altenpfleger intuitiv Dinge tun, die auf den ersten Blick total merkwürdig erscheinen, aber in dieser Situation richtig sind. Wie eben Brände löschen, die man selbst nicht sehen kann. Sich auf die Welt der Bewohner:innen einlassen zu können und damit kleine Erfolge zu erzielen, die die Lebensqualität verbessern, ist genau das, was uns auf dem gerontopsychiatrischen Bereich weitermachen lässt. Es zeigt uns: Ja, wir sind richtig in diesem Job, und wir haben einem Menschen etwas Gutes getan. Ich weiß aber auch, dass solch ein Eingehen auf die Bewohner:innen heutzutage nicht immer möglich ist. Es fehlt einfach die Zeit.

Bei der Übergabe an die Nachtschicht erzählte ich von meinen Löscheinsatz, machte aber kein großes Aufheben darum. Ich wollte dafür nicht gelobt oder gefeiert werden. Darum ging es mir noch nie. Also sagte ich, dass ich ein bisschen herumgeplätschert habe und Frau Tippelkamp positiv auf die Waschschüssel reagiert hat. Leider hat dieses Vorgehen nur einmal geholfen. In einer weiteren Paniksituation versuchte eine Kollegin dasselbe, konnte aber damit nicht zu ihr durchdringen. Auch in der Altenpflege gibt es eben keine Blaupausen. Alles ist tagesformabhängig. Dennoch hatte ich Frau Tippelkamp in diesem einen Moment helfen und ihr das Gefühl geben können: Alles wird gut, und ihre Pferde sind gerade bei ihr.

5

Auf zu den nächsten Stationen!

Was geht, Altenpflege?

Schon am ersten Tag als examinierte Fachkraft wusste ich, dass dies nicht meine letzte Station in den unendlichen Weiten der Pflege sein würde. Da in der Gesellschaft das einheitliche Bild der Pflegekraft vorherrscht (Stichwort: Waschen!), wissen die wenigsten, wie viele Weiterbildungs- und Karrieremöglichkeiten es in diesem Feld gibt. Vielleicht gibt es sogar manche, die wissen, dass eine Pflegekraft im Seniorenheim und eine im Krankenhaus unterschiedliche Fachausrichtungen haben. Aber so richtig bewusst ist das meiner Einschätzung nach den wenigsten. Ich glaube sogar, wenn mehr Menschen wüssten, was man alles in der Pflege machen kann, würden viel, viel mehr diesen

Berufsweg in Betracht ziehen. Es gibt aber nur dieses eine Bild, dass du entweder supererfolgreicher »Arzt« bist oder die »Krankenschwester« mit den undankbaren Aufgaben. Gerne auch mit diesen Geschlechterrollenbildern. Ich denke, die meisten männlichen Pflegekräfte unter uns mussten sich schon Scherze anhören wie »Also bist du Krankenschwester?«. Und wer kennt nicht den Film *Meine Braut, ihr Vater und ich,* wo Ben Stiller Krankenpfleger ist und Robert De Niro sein Schwiegervater in spe. Der Film ist aus dem Jahr 2000 und damit nicht unbedingt aktuell. Doch auch wenn Pflege in den Augen der Gesellschaft nicht mehr unüberwindbar eindeutig ein »Frauenberuf« ist: So ganz weg ist diese Vorstellung auch noch nicht aus den Köpfen. Vor allem aus denen der männlich gelesenen Bevölkerung. Die Wahrheit ist aber: Es gibt nicht »die Pflegekraft«, sondern unglaublich viele Fachrichtungen und Karrierestufen.

Mir war jedenfalls klar: Das Ende der Ausbildung ist gerade einmal der Start meines Weges in die Pflegebranche. Ich möchte eine leitende Funktion übernehmen. Mein dahingehend größter Wunsch war es nach wie vor, Gerontofachkraft zu werden.

Leider wurden meine Weiterbildungsplänen noch etwas gebremst, da ich zuerst eine vorgeschriebene Zeit als examinierte Fachkraft verbringen musste, um Erfahrungen zu sammeln. Kein Problem. Doch die zweite »Fortbildungsbremse« tat echt weh, denn die Ausbildung zur Gerontofachkraft kam mangels zu weniger Interessent:innen nicht zustande. Es gab einfach zu wenig Fachkräfte, die sich auf die Pflege von Menschen mit Demenz spezialisieren wollten. Ich konnte es nicht fassen! Warum denn nicht? Natürlich wusste ich bereits aus Erfahrung, wie anspruchsvoll die Pflege von Menschen mit Demenz war. Das ist kein einfacher Job, bei dem keine Schicht exakt im Voraus planbar ist. Aber ich konnte doch unmöglich der Einzige oder einer von nur sehr wenigen sein, der diese Fachrichtung einschlagen wollte?

Meine Enttäuschung war grenzenlos. Nun hatte ich endlich alles, was ich brauchte, um Gerontofachkraft zu werden – und es klappte schon wieder nicht! Weil das für mich ein echter Tiefschlag war, brauchte ich eine Weile, um mich mit dem Gedanken anzufreunden, dass das Schicksal etwas anderes für mich geplant hatte.

Einmal alles, bitte!

Nachdem ich mich wieder aufgerappelt hatte, arbeitete ich direkt an meinem Plan B. Ich konnte nicht stillhalten, schließlich hatte ich jahrelang herumgesessen, ohne zu wissen, wohin. Also ging ich zu meinem Vorgesetzten und fragte ihn, ob ich eine Weiterbildung zum Praxisanleiter machen könnte. Ich rechnete nicht wirklich mit Gegenwind, denn Praxisanleitungen werden immer händeringend gesucht. Dafür gibt es einen ganz einfachen Grund: Wenn du keine Praxisanleiter:innen hast, kannst du nicht ausbilden. That's it.

Als Praxisanleitung nimmt man die Rolle als Mentor:in für die Auszubildenden ein. Man lernt sie an, bringt sie durch die Prüfungen und steht bei allen Fragen mit Rat und Tat zur Seite. Wie das oft in der Praxis aussieht – nämlich an vielen Tagen gar nicht –, habe ich ja schon beschrieben. Diese Situation wollte ich gerne verändern. Der erste Schritt in diese Richtung war deshalb, selbst eine Praxisanleitung zu werden, wozu eine sechsmonatige Weiterbildung nötig ist. Hinzu kam eine weitere

Sache, die ich verändern wollte: die Arbeit des Sozialen Dienstes immer in meine Praxisanleitung mit reinnehmen. Gerade in der Gerontopsychiatrie ist es total wichtig, dass die psychosoziale Betreuung und die Pflege eine Schnittstelle sind, um ganzheitliche Pflege zu ermöglichen. Als Alltagsbegleiter hatte ich es immer schade gefunden, dass die Pflegeschüler:innen zwar wussten, dass ich zu den Bewohner:innen ging, aber nicht, was genau ich tue. Als ich dann Pflegeschüler war, habe ich meinen Mitschüler:innen dann erklärt, was die Alltagsbegleiter:innen machen und warum sie wichtig sind, weil ihnen sonst niemand erklärt hat, wofür der Soziale Dienst da ist. Als Praxisanleiter wollte ich jede Perspektive in meine Anleitung mit einbeziehen, um zu verdeutlichen, wie komplex und multiprofessionell Altenpflege ist.

Mein Ziel als Praxisanleiter war außerdem, jungen Menschen zu zeigen, dass Altenpflege einfach rockt. Dass diese Pflegerichtung cool ist, witzig, Spaß macht und alles andere als langweilig ist. Und genau das tat ich dann.

Parallel tat sich bei uns eine Lücke auf, und eine Stelle zur Wohnbereichsleitung wurde frei. Ich dachte: Warum nicht? Und bewarb mich ebenfalls auf diesen Job. Auch hierfür brauchte es eine Weiterbildung, die doppelt so lange dauert wie die Weiterbildung zur Praxisanleitung. Weil auch Wohnbereichsleitungen in der Pflege nicht gerade an Bäumen wachsen, stimmte mein Chef nach kurzem Überlegen zu. Von dem Zeitpunkt an machte ich also alles abwechselnd: Schichten im Seniorenheim, Weiterbildung Praxisanleitung, Weiterbildung Wohnbereichsleitung.

Einen Wermutstropfen hatten meine Pläne zur Eroberung der Pflegebranche allerdings. Und das war ein wirklich dicker

Tropfen, der mich kurz ins Wanken brachte: Bei der Stelle der Wohnbereichsleitung ging es nicht um den Wohnbereich mit der Gerontopsychiatrie. Es ging um den Wohnbereich mit den orientierten Bewohner:innen, den ich ab sofort, also schon während meiner Ausbildungszeit, kommissarisch übernehmen sollte. Also tat ich auch das. Es bedeutete zwar vorerst, dass ich mich nicht mehr speziell um Menschen mit Demenz kümmerte. Aber wie sich später herausstellen sollte, ließ sich auch in diesem (für mich zunächst sehr schwierigen) Umstand etwas Gutes finden. So wie es bei den meisten Dingen ist.

Morgens im Altenheim

Als Praxisanleitung begegnete ich am ersten Tag der neuen Auszubildenden nicht nur den Generalist:innen selbst, sondern auch dem gängigen Vorurteil, Fachkräfte in der Langzeitpflege würden vorrangig nur eines tun: waschen. Doch der ganze Vorgang der Körperpflege ist jedes Mal auch Teil der Hautinspektion und dient damit der Vorsorge, Behandlung und Nachsorge von (möglichen) Verletzungen oder Krankheiten. Die wichtigste Prophylaxe, gerade bei immobilen Bewohner:innen, die die meiste oder die ganze Zeit im Bett verbringen, ist natürlich die Dekubitusprophylaxe, dass wir also sicherstellen, dass die Bewohner:innen sich nicht wund liegen. Ein Teil dieser Vorsorgemaßnahme sind laut Expertenstandard beispielsweise die tägliche Kontrolle der gesamten Haut, die Hautreinigung mit adäquaten Mitteln, die Pflege bei trockener Haut mit Wasser-in-Öl-Emulsionen und die richtige atmungsaktive und nicht einschnürende Kleidung.

Natürlich lassen wir die Bewohner:innen nicht spüren, wie genau wir ihren Körper im Auge haben. Wir sind auf würdevolle Weise aufmerksam.

Auch sehr wichtig ist die psychosoziale Komponente der Körperpflege. Menschliche Berührung beispielsweise durch das Haarekämmen und das generelle Kümmern sind Dinge, die Menschen am Leben halten. Menschen sind Herdentiere, wir gehen ein, wenn wir isoliert sind, keine Ansprache haben und keine Berührung von anderen spüren. Und wenn es nur eine Hand auf der Schulter oder ein kurzes Streicheln über den Arm ist.

Die Körperpflege in der stationären Langzeitpflege folgt allgemeinen Regeln und ist doch je Bewohner:in ein absolut individueller Vorgang – gerade auf dem gerontopsychiatrischen Bereich. Hier kommt es ganz besonders auf tägliche Routinen an, die den Bewohner:innen Orientierung geben. Wissen wir durch Biografiegespräche beispielsweise, dass ein Bewohner sich morgens immer zuerst die Zähne geputzt und danach gewaschen hat, halten wir es auch im Seniorenheim so. Deshalb ist es wichtig, dass wir unsere Bewohner:innen sehr gut kennen, selbst wenn sie uns nach und nach immer wieder vergessen. Doch auch bei den orientierten Bewohner:innen achten wir auf Routinen, denn Menschen ohne Demenz geben tägliche Gewohnheiten ebenfalls Sicherheit. Gerade Älteren, die sich aufgrund ihrer körperlichen Verfassung oft unsicher fühlen, tun gleiche Abläufe gut, auf die sie sich verlassen können.

Bei der täglichen Körperpflege in der Gerontopsychiatrie, die meist morgens geschah, ging ich mit meinem Wagen von Raum zu Raum. Ich wusste, wie viele Bewohner:innen ich an diesem Morgen versorgen werde, also hatte ich meinen Arbeitswagen mit ausreichend Handtüchern und Waschlappen bestückt. An jedem Raum klopfte ich an, öffnete die Zimmertür, desinfizierte meine Hände, drückte mit meinem Ellenbogen auf die Anwesenheitslampe und sagte leise: »Guten Morgen, Frau Tippelkamp!«

Dann trat ich ans Bett, machte Initialberührungen, indem ich zum Beispiel über den Arm strich, und sprach dabei leise weiter: »Haben Sie gut geschlafen?«

Danach kommunizierte ich ganz kleinschrittig weiter, was jetzt gerade passierte, denn besonders nach dem Aufwachen war Frau Tippelkamp erst einmal orientierungslos. Sie wusste meistens gar nicht, wo sie war. Also musste ich sehr behutsam vorgehen. Ich öffnete die Vorhänge und ließ die Jalousien noch auf halbmast, damit Frau Tippelkamps Privatsphäre bei der Körperpflege gewahrt blieb. Währenddessen machte ich weiter ruhigen Small Talk, in den ich so viele Informationen zur Orientierung wie möglich einfließen ließ: »Heute ist ja schon wieder Montag, Frau Tippelkamp. Es ist noch ganz früh, wir haben gerade mal sieben Uhr morgens. Aber wie Sie immer sagen: Der frühe Vogel fängt den Wurm! Wollen Sie schon aufstehen?«

Ich quatschte einfach weiter vor mich hin, fragte Frau Tippelkamp, ob sie etwas Schönes geträumt hatte, und verhielt mich so normal wie möglich. Wenn sich Menschen mit Demenz nach dem Aufwachen an nichts festhalten können, was sie kennen, konzentrieren sie sich auf die Stimme und Emotionen ihres Gegenübers. Je ruhiger und normaler ich also war, desto schneller konnte Frau Tippelkamp sich zurechtfinden. Die Tatsache, dass ich mit jeder Faser ausstrahlte, dass sie hier richtig war, gab Frau Tippelkamp auch genug Sicherheit, um nicht in Panik zu verfallen. Während großer Orientierungslosigkeit sind Menschen mit Demenz höchst vulnerabel, was ja jeder nachvollziehen kann. Man stelle sich vor, man wacht in einem Raum auf und weiß nicht, wo man ist. Dann ist da ein fremder Mann oder eine fremde Frau in einem Kasack, die reinkommt wie ein Panzer und schweigend damit anfängt, einen zu waschen. Was war los? Wurde man entführt und verschleppt? Da braucht man keine Demenz, um in Panik zu verfallen. Für Menschen mit dieser neurodegenerativen Krankheit fühlt sich das aber genauso an. Ich achtete deshalb sehr genau darauf, ihr zu signalisieren, dass ich weiß, wer sie ist. Und kündigte weiter kleinschrittig an, was ich nun tat.

»Frau Tippelkamp, ich werde Ihre Gelenke jetzt einmal langsam durchbewegen, damit bei Ihnen alles wach wird.«

»Wie wär's, soll ich Ihr Kopfteil mal ein bisschen hochfahren, damit Sie bequem sitzen und einen Schluck trinken können?«

»Frau Tippelkamp, heben Sie mal die Arme nach oben und strecken Sie sich, als ob Sie Äpfel pflücken wollen. Genau, einer nach dem anderen, jetzt werden Ihre Arme richtig wach.«

Und hier sind wir schon mitten in der Prophylaxe. Das Armheben beugt Kontrakturen vor, also der Versteifung der Gelenke. Das kann man mit Biografiearbeit verbinden, wenn Frau Tippelkamp beispielsweise tatsächlich Apfelbäume im Garten hatte.

Danach geht es ans Aufstehen, zuerst mit einem Transfer auf die Bettkante. Ich umarme sie dazu, greife ihre Beine und halte ihren Nacken. Dabei beschreibe ich wieder genau, was ich tue, damit Frau Tippelkamp weiß, was passiert. Schon als Schüler:in werden Pflegekräfte darin trainiert, so viel Orientierung wie möglich zu bieten, damit der Tag für die Bewohner:innen schön anfängt. Denn die morgendliche Emotion bestimmt oft den ganzen Tagesverlauf. Ich habe mir immer vorgestellt, dass ich wie eine Sonne bin. Statt regnerischen Wolken biete ich wärmende Sonnenstrahlen in Form von schönem Small Talk und kleinen Witzen, die Frau Tippelkamp ein Lächeln aufs Gesicht zaubern.

Wenn Frau Tippelkamp dann auf der Bettkante sitzt, motiviere ich sie dazu, die Füße kreisen zu lassen, denn es ist wichtig, den Kreislauf in Schwung zu bringen und Thrombosen vorzubeugen. Im Badezimmer habe ich bereits alles vorbereitet, was gebraucht wird: Waschlappen, Handtücher, Kleidung für den Tag. Frau Tippelkamp bekommt ihren Morgenmantel und Hausschuhe an, und schon geht es zu Fuß oder im Rollstuhl weiter zur Morgentoilette. Vor dem Spiegel sieht Frau Tippelkamp sich dann selbst und wird lebendig: »Huch, huch! Wie sehe ich denn aus?«

Ich scherze ein bisschen mit ihr herum: »Frisch wie der Morgentau, Frau Tippelkamp, frisch wie der Morgentau!«

Weiter geht es – je nach gewohnter Reihenfolge – mit Zähneputzen, Waschen oder Duschen und der Haarpflege. Hier arbeite ich ressourcenorientiert. Bedeutet: Was Frau Tippelkamp noch selbst kann, macht sie auch selbst. Ich leite dann an: »Waschen Sie sich am besten zuerst das Gesicht, Frau Tippelkamp. Genau. Und die Ohren nicht vergessen.«

Ich spiegele ihr, was sie tun soll, indem ich so tue, als würde ich mich auch waschen, das hilft ihr bei der Orientierung. Was sie nicht schafft, arbeite ich nach. Wenn sie zum Beispiel nur die linke Schulter wäscht, aber nicht die rechte, übernehme ich: »Frau Tippelkamp, das sieht sehr anstrengend aus, wenn Sie möchten, übernehme ich mal für Sie.«

Dieses Prozedere kann mitunter natürlich etwas dauern, aber es ist immens wichtig, den Bewohner:innen so viel Autonomie wie möglich zu geben. Auch das zahlt wieder auf das Sicherheitsgefühl und den Erhalt der Mobilität ein. Natürlich muss ich gleichzeitig auf die Dauer der Körperpflege achten, denn es gibt noch viele weitere Bewohner:innen, die den Tag beginnen möchten. Ich weiß aber, wer gerne früh aufsteht und wer eher länger schläft, und plane meine Schicht dementsprechend. Ein weiterer Grund, die Bewohner:innen so gut zu kennen wie möglich.

Wichtig ist auch: Wenn Frau Tippelkamp nicht möchte, dann ist das so. Der Wille der Bewohner:innen ist das oberste Gebot. Es kommt vor, dass eine Frau Tippelkamp mit beginnender Demenz nicht gewaschen werden will. Dann kommt man morgens ins Zimmer, und sie liegt bereits fertig angezogen auf dem Bett, hat aber beispielsweise noch den Schlafanzug unter der Kleidung.

»Ich bin schon gewaschen!«, sagt sie dann.

Menschen mit beginnender Demenz wollen oft die Fassade wahren und Defizite nicht vor fremden Menschen zeigen. Auch Scham spielt eine große Rolle. Deshalb sind die Biografiegespräche mit den Angehörigen extrem wichtig. So finden wir heraus, ob Frau Tippelkamp vielleicht nur nicht von einem Mann gepflegt werden möchte oder ob bestimmte Ansprachen oder Rituale helfen können, sie zu motivieren.

Ein Thema, das selten angesprochen wird, wenn es um Demenz geht, ist die oft damit einhergehende sexuelle Enthemmung der Betroffenen. Das ist einfach so und kann natürlich zu Problemen für die Pflegekräfte führen, wenn es um die Intimpflege geht. Aber auch damit lernt man während der Ausbildung umzugehen. Denn die Bewohner:innen machen das nicht mit Absicht oder wollen einen nötigen. Gerade in der jetzigen Seniorengeneration waren oft die Ehepartner die einzigen Menschen, die die Bewohner:innen intim berührt haben. Wenn nun eine Pflegekraft die Körperpflege macht, verbindet Frau Tippelkamp die Berührung natürlich mit ihrem vielleicht schon verstorbenen Ehemann. Sie verknüpft diese Personen dann miteinander. Das mag für jemanden, der nicht in der stationären Langzeitpflege arbeitet, zunächst abschreckend klingen. Doch man lernt, situativ Grenzen zu setzen und vor allem: das Menschliche zu sehen. Die Bewohner:innen meinen das nicht böse, sie sind sich dessen nicht bewusst. Es ist die Erkrankung. Gute Pflegekräfte haben hier vor allem Mitgefühl. Reagiert man zu ruppig, kann das eine große Bestürzung auslösen, denn eine Frau Tippelkamp kann sich dann so fühlen, als wenn ihr eigener Ehemann (oder ihre Jugendliebe, womöglich sogar ihre Affäre) sie ablehnt. Auch hier ist wirklich viel Empathie und Sanftheit gefragt.

Natürlich gibt es auch Situationen, mit denen man vielleicht einfach nicht umgehen kann. Wir sind ja alle nur Menschen, und Pflegekräfte müssen keine Superheld:innen sein, die mit allen Situationen klarkommen. Genau dafür sind wir ja ein Team, damit wir uns gegenseitig unterstützen können. Kommt eine Pflegekraft mit der Körperpflege eines Bewohners oder einer Bewohnerin nicht zurecht, dann übernimmt ein anderer. Vielleicht hat die Pflegekraft dann bei einer anderen Frau Tippelkamp eine viel bessere Verbindung.

Viele Bewohner:innen mit fortgeschrittener Demenz empfinden Duschen als sehr unangenehm. Selbst wenn vorher kleinschrittig vorgegangen und die Wassertemperatur gemeinsam eingestellt wird, beginnen sie unter der Dusche zu schreien, als würden sie massakriert. Ich habe mich schon oft gefragt, was Außenstehende bei dem Geschrei auf der Gerontopsychiatrie wohl denken, was wir machen. Kommen Bewohner:innen mit der Dusche nicht zurecht, wird natürlich sofort abgebrochen, ein Handtuch über den Körper gelegt und sanft beruhigt. Die Bewohner:innen können ohne Hilfe nicht mehr in die Zukunft denken, wissen nicht, wozu das komische Wasser gut ist, und äußern das halt in Geschrei. Haben sie sich beruhigt, kann man entweder weitermachen oder nicht. In jedem Fall hilft es, das Zielbild in den schönsten Farben auszumalen, denn absolut jeder Bewohner und jede Bewohnerin fühlt sich nach der Körperpflege immer sehr gut. Wenn sie gewaschen, eingecremt und eingekleidet sind, seufzen sie meist: »Ach, das fühlt sich so gut an. Ich bin so frisch. Fühlt sich das gut an!«

In der Regel werden alle Bewohner:innen einmal wöchentlich geduscht und in den übrigen Tagen am Waschbecken sitzend oder bei Immobilität im Bett liegend gewaschen. Währenddessen findet wie gesagt die Hautinspektion, Haut-, Haar- und Nagelpflege statt – das ganze Allroundpaket.

Früher, als ich mir noch nicht vorstellen konnte, in der Pflege zu arbeiten, hätte ich mir im Leben nicht vorstellen können, andere Menschen zu waschen. Aufgrund meiner eigenen Sexualität konnte ich mir das ganz besonders nicht bei Frauen vorstellen. Umso erstaunter war ich, als ich feststellte, dass es mir überhaupt nichts ausmacht. Auch an den Inkowechsel gewöhnte ich mich schnell. Ich erwischte mich sogar bald dabei, ganz akribische Hautkontrollen zu machen, was bei älteren Menschen durch die faltige Haut besonders wichtig ist. Ich achtete auf jede noch so kleine Rötung. Vor mir sah ich keine fremden Menschen, deren Körper oder Ausscheidungen mich ekelten. Ich blickte vielmehr liebevoll auf die Personen, deren Körper sie durch ihr ganzes Leben getragen hatten und die nun Hilfe beim letzten Kapitel ihres Lebens brauchten. Ich sah auf die immer schmaler werdenden Frau Tippelkamps und machte es zu meinem obersten Ziel, dass diese nicht nur keine vermeidbaren Schmerzen hatten, sondern auch, dass der Rest ihres Lebens ganz besonders schön wurde. Mit meinem Einstieg in die Pflege hatte ich Vorurteile abgelegt, die ich diesem Berufszweig gegenüber lange gehegt hatte. Und diese Erfahrung gemacht haben zu dürfen machte mich stolz.

Lebensqualität schenken

Eine liebevolle Pflege tut nicht nur dem Körper gut, sondern auch der Seele. Hatte ich genügend Zeit, ließ ich es mir nicht nehmen, meine Skills einzubringen, die ich in meiner Zeit beim Friseur gelernt hatte. Bei anderen Pflegekräften hatte ich mir abgeguckt, einen eigenen Kulturbeutel für eine Extra-Beautybehandlung dabeizuhaben. Natürlich haben wir individuelle Pflegeprodukte, die Angehörige bereitstellen. Manche Bewohner:innen haben aber keine Familie und bekommen dann Pflegeprodukte von uns oder ihren Betreuer:innen. Die Sache ist aber die: Diese Pflegeprodukte sind ultralangweilig und riechen nach nichts.

Eine Frau Tippelkamp beispielsweise mochte kein Parfum, liebte aber den Duft einer schönen Körperlotion. Also kaufte ich von meinem privaten Geld einige Pflegeprodukte sowie Rundbürsten und bestückte damit meinen Kulturbeutel. Als Pflegeschüler hatte ich für »Jims mobilen Haarsalon« noch mehr Zeit, aber auch als examinierte Pflegekraft und Praxisanleitung fand ich hin und wieder Gelegenheit, Frau Tippelkamp etwas Gutes zu tun. Ich freute mich dann richtig, sie ein bisschen aufzupimpen, weil ich wusste, wie sehr sie das genoss und wie beschwingt sie anschließend durch den Tag ging.

Nach dem Duschen oder Waschen saß Frau Tippelkamp dann fertig angezogen mit ihrem kleinen Turban auf dem Kopf vorm Spiegel, und ich startete den Föhn.

»Oh, das ist ja wie beim Friseur«, flötete Frau Tippelkamp dann, und ich gab mein Bestes in Sachen Waschen (das hatten wir ja bereits), Föhnen und Legen. Als ich fertig war, toupierte ich hinten noch mal ein bisschen auf und lockerte alles mit großen Gesten. Ich konnte dann richtig sehen, wie Frau Tippelkamp in ihrem Stuhl immer stolzer wurde.

»Ach, Sie könnten auch beim Friseur arbeiten!«, rief sie dann aus.

»Na aber, Frau Tippelkamp, das habe ich ja! Was meinen Sie, wo ich das alles gelernt habe«, antwortete ich.

»Aber warum machen Sie das dann nicht mehr? Sie sind doch richtig talentiert!«, sagte Frau Tippelkamp erstaunt.

»Friseur war nichts für mich. Ich kümmere mich lieber um Menschen wie Sie, Frau Tippelkamp.«

Das brachte sie jedes Mal zum Strahlen.

»Da haben Sie sich gut entschieden!« Lächelnd betrachtete sich Frau Tippelkamp im Spiegel.

»Wir sind aber noch nicht fertig«, sagte ich und drehte sie zu mir. Ich wusste ja, was Frau Tippelkamp mochte, oder hatte in den Gesprächen mit Angehörigen erfahren, wie sie sich früher zurechtgemacht hatte. Oft sahen wir das auch auf mitgebrachten Fotos.

Schon hatte ich den Pinsel in der Hand und betonte mit ein wenig Rouge ihre Wangen. Noch ein bisschen Augenbrauen nachziehen, dann setzte ich ihr die Brille auf und betrachtete sie prüfend.

»Wollen Sie mal schauen, ob Sie sich so blicken lassen können?«, fragte ich und führte sie vor den großen Spiegel. Frau Tippelkamp betrachtete sich zufrieden.

»Ist das auch die richtige Kleidung für heute – oder doch lieber die rote Strickjacke? Was meinen Sie?«

»Nein, das ist perfekt«, sagte Frau Tippelkamp und nahm meine Hand. »Ich danke Ihnen, Sie sind ein Schatz!«

»So. Wie wäre es jetzt mit einer frischen Tasse Kaffee, bevor es zum Frühstück geht?«

»Ja, das wäre ganz wunderbar!« Frau Tippelkamp lächelte mittlerweile wie ein Honigkuchenpferd. Wie viel Lebensqualität so ein Morgen bringen kann, war in ihrem Gesicht abzulesen.

Wenn Schwester S. mitbekam, dass ich mit meinem Kulturbeutel unterwegs war, kommentierte sie das hinterher gerne: »Wenn ich das schon sehe! Die Rundbürsten! Wenn ich das schon sehe!« Sie lächelte aber dabei.

Besonders für Bewohner:innen, die wenig Geld hatten, machte ich das sehr gerne. Denn diese konnten sich beispielsweise von 80 Euro Taschengeld im Monat, mit denen sie auch noch Dinge wie Medikamente und Rezeptgebühren bezahlen mussten, nicht zusätzlich noch einen monatlichen Friseurbesuch leisten. Gerade wenn bei ihnen auch noch keine An- oder Zugehörigen vorhanden waren, die das Geld zuschießen oder vielleicht selbst die Schere schwingen konnten, war ich der einzige Friseur, den sie kriegen konnten.

Nachts im Altenheim

Als ich die kommissarische Wohnbereichsleitung übernahm, wechselte ich wie gesagt auf einen anderen Wohnbereich zu den orientierten Bewohner:innen. So könnte dieser Abschnitt beginnen.

In Wirklichkeit ist es aber so, dass es immer mehr ältere Menschen mit Demenz gibt. Bei uns waren es auch so viele, dass uns nichts anderes übrig blieb, als auch nicht orientierte Bewohner:innen auf Wohnbereich 2 unterzubringen. In einer perfekten Welt gäbe es hier eine deutlichere Trennung. Der Grund ist nicht, dass Menschen mit Demenz isoliert werden sollen, ganz und gar nicht. Das Problem ist eher, dass gerade Menschen mit beginnender Demenz sehr erschrocken sein können, wenn sie mit Bewohner:innen mit einem fortgeschritteneren Stadium eng zusammenleben. Das ist auch nachvollziehbar, denn sie sehen quasi ihre Zukunft vor sich. Und die sieht nun mal so aus, dass es zu einer immer größer werdenden Verwirrtheit kommt. Das kann für die Betroffenen ein schrecklicher Anblick sein, weil sich Menschen mit fortgeschrittener Demenz für Nichtbetroffene einfach merkwürdig verhalten. Sie greifen sich beispielsweise in die Hose, weil sie etwas juckt, und merken nicht, dass sie Stuhl an den Händen haben. Als Nächstes fassen sie dann vielleicht an die Wand oder sich selbst ins Gesicht. Oder sie ziehen sich mitten auf dem Flur plötzlich die Hose herunter. Menschen mit Demenz tun einfach Dinge, die ihnen gerade einfallen, und bemerken selbst nicht, was genau sie da tun. Auch wenn es erschreckend und manchmal sogar komisch anmuten mag: Das ist normal. Das Ein- und Auszugsmanagement ist in der stationären Langzeitpflege immens wichtig, damit niemand sich unwohl fühlt.

Bei immer mehr älteren Menschen und immer mehr Bewohner:innen mit Demenz in unterschiedlichen Krankheitsstadien ist das allerdings nicht einfach. So kommt es jedenfalls, dass auch Menschen mit Demenz auf Wohnbereichen mit orientierten Bewohner:innen zusammenleben. Von anderen Pflegekräften, die ich beispielsweise bei Weiterbildungen kennenlernte, erfuhr ich auch, dass es bei den Einrichtungen, in denen sie arbeiten, überhaupt keine Gerontopsychiatrie-Wohnbereiche gibt. Hier leben Bewohner:innen mit und ohne Demenz generell zusammen. Ich kann mir gut vorstellen, was das für Schwierigkeiten mit sich bringen kann. Auch für Pflegekräfte sind gemischte Wohnbereiche eine zusätzliche Belastung, weil es immer wieder zu Problemen zwischen den Bewohner:innen kommt. Beispielsweise geht eine Frau Tippelkamp mit Demenz immer wieder zu einer orientierten Frau Tippelkamp und reißt an ihrem Rollstuhl. Vielleicht, weil sie mit ihr irgendwo hinfahren will oder einfach so. Die orientierte Frau Tippelkamp beschwert sich natürlich bei einer Pflegekraft, aber die Pflegekraft hat keine Zeit, ständig dorthin zu gehen und immer wieder diesen Konflikt zu lösen. Zusätzlich kommen dann die Angehörigen und beschweren sich ebenfalls, weil ihre Oma ihnen von der schiebenden Frau Tippelkamp erzählt hat.

Noch aufwendiger wird es, wenn es gemischte Zimmer gibt.

Wenn ein Bewohner mit Demenz beispielsweise aus irgendeinem Grund ständig den Zugang für die künstliche Ernährung bei seinem Zimmergenossen ziehen will. Letzterer bekommt dann zu Recht Panik, ruft und klingelt nach den Pflegekräften.

Gemischte Wohnbereiche bergen mehr Gefahren als getrennte, worüber sich Pflegekräfte bewusst sind. Doch mit dem stetigen Anstieg der Demenzneuerkrankungen und dem demografischen Wandel haben wir keine andere Wahl: Gemischte Wohnbereiche werden in Zukunft eher der Standard sein. Das ist gar nicht anders möglich.

Eine Frau Tippelkamp bewohnte ein Zimmer auf Wohnbereich 1, obwohl sie Demenz in einem eher frühen bis mittleren Stadium hatte. Sie war allerdings noch sehr mobil und quietschfidel. Leider oft auch nachts.

Ich hatte gerade Nachtdienst, und weil die Wohnbereichsleitung viele Aufgaben mit sich brachte, die ich noch lernen und verinnerlichen musste, war ich bereits ziemlich erschöpft, als ich in die Pause ging. Auf dem Weg in den Pausenraum hörte ich aus einem Zimmer plötzlich Lärm.

O nein, ausgerechnet jetzt!, dachte ich. Ich wollte so gerne einfach ein paar Minuten die Füße hochlegen. Doch weil ich bereits wusste, aus welchem Zimmer das laute Geklopfe kam, hängte ich meine Pause gedanklich seufzend an den Nagel. Wie sich herausstellte, war meine leichte Verärgerung über die geplatzte Ruhezeit sogar gut, denn als ich Frau Tippelkamps Zimmer betrat, fand ich auch sie ausgesprochen verärgert vor. So konnte ich sie gut »spiegeln«. Dass ich ihre Ärgerlichkeit durch das Spiegeln bestätigte, sorgte dafür, dass sich Frau Tippelkamp ernst genommen und verstanden fühlte.

Sie stand vor ihrem Fernseher und pochte vehement mit ihrem Gehstock gegen den Bildschirm.

»Frau Tippelkamp, was ist denn hier los?«, sagte ich deshalb und betrachtete stirnrunzelnd den Fernseher. Er schien Grund für ihre Verärgerung zu sein, also strafte ich ihn direkt mit bösen Blicken.

»Geh doch mal endlich ans Telefon!«, rief sie in Richtung Fernseher und haute weiter mit ihrem Gehstock dagegen. Und zu mir: »Der geht einfach nicht ran, der sture Bock, der geht einfach nicht ran!« Man kann sagen: Frau Tippelkamp war fuchsteufelswild, denn sie nutzte sehr derbe Ausdrücke und Flüche. Ich reimte mir eine ungefähre Ereigniskette zusammen: Frau Tippelkamp konnte nachts nichts schlafen, sie war so gut wie immer wach. Auch der Fernseher lief ständig. Vielleicht war sie eingeschlummert oder mit den Gedanken woanders – und dann hatte es im Fernsehen ein Telefonklingeln gegeben. Nun wusste Frau Tippelkamp gerade nichts mit dem Fernseher anzufangen und hielt ihn für ein Telefon. Wer der »sture Bock« war – keine Ahnung. Wie auch immer: Ich musste die Situation irgendwie lösen, indem ich auf sie einging. Und am besten auch, bevor sie den ganzen Wohnbereich mit ihrem Getrommel aufgeweckt hatte.

»Mensch, Frau Tippelkamp. Es ist doch ja auch mitten in der Nacht! Wie soll er da ans Telefon gehen? Der schläft doch bestimmt«, sagte ich.

»Oh, es ist mitten in der Nacht?«, entfuhr es ihr, und sie kühlte sofort runter.

»Ja, Frau Tippelkamp, ich glaube es ist ... warten Sie, ich weiß das gerade auch nicht. Nachtdienst ist einfach nicht meins, wissen Sie. Ich muss mal eben selber auf die Uhr gucken, ich bin etwas verwirrt«, sagte ich. Es stimmte nicht. Ich wusste genau, dass es drei Uhr morgens war, aber indem ich vorgab, es nicht zu wissen, war sie nicht die einzige Person im Raum, die verwirrt war. Das irritierte sie dann weniger und sorgte dafür, dass sie sich nicht aufregte oder Panik bekam. Ist ja nicht so schlimm, nicht zu wissen, wie spät es ist, wenn keiner gerade eine Uhr parat hat. Alles halb so wild.

Ich öffnete also die Tür und warf einen Blick auf die Uhr. Dann sagte ich: »Frau Tippelkamp, wir haben drei Uhr nachts. Wie soll er da auch ans Telefon gehen? Das hört der gar nicht, wenn der schläft.«

»Stimmt. Dann lassen wir das mal. Das geht ja nicht mitten in der Nacht.« Frau Tippelkamp schien mit der Situation jetzt wieder im Reinen und ließ den Gehstock sinken. Dann schaute sie mich an, als würde ich ihr nun verkünden, was als Nächstes auf dem Event-Programm für die Nacht stand. Mir ging innerlich das Herz auf, weil sie mich so offen anlächelte.

»Wie wäre es mit einem Tee, Frau Tippelkamp?«, fragte ich sie.

»O ja. Einen Tee nehm ich gerne!«

Schon lief sie los Richtung Teeküche. Und der Stock wurde wieder dafür genutzt, wofür er gedacht war.

Weil Frau Tippelkamp nicht schlafen konnte, folgte sie mir auf meiner Runde durch die Zimmer. Natürlich ließ ich sie nicht mit in die Räume gehen, sondern setzte sie vor den Türen auf einen Stuhl und reichte ihr ihre Teetasse.

»Warten Sie hier einen Moment, ich muss arbeiten.«

»Das ist ja aber auch kein schöner Job«, antwortete sie dann oft, »so mitten in der Nacht arbeiten! Wie kann man denn so was machen?«

So verbrachten wir den ganzen Rest der Nachtschicht – und im Folgenden auch viele weitere Nachtschichten – gemeinsam.

Von wegen »abgeschoben«: Warum stationäre Langzeitpflege wichtig und sinnvoll ist

Die Nachteule Frau Tippelkamp ist keine Seltenheit unter Menschen mit Demenz. Viele können nur stundenweise schlafen, bekommen Angstzustände, Sprachstörungen, haben Schwierigkeiten damit, ganz alltägliche Dinge zu tun, die sie vorher konnten. Es gibt Menschen mit Demenz, die eine Lauftendenz entwickeln, also permanent durch die Gänge laufen müssen. Wenn sie das nicht können, werden sie wütend, panisch oder ängstlich. Die Vergesslichkeit und die Orientierungslosigkeit oder zum Beispiel das Nichterkennen oder Falscheinschätzen von Gefahren – all das macht es für Familien unendlich schwierig, eine:n Angehörige:n mit Demenz zu pflegen. Die Pflege ist schon für uns Fachkräfte ein echter Knochenjob. Deshalb weiß ich, wie nahezu unmöglich es ist, einen Menschen mit Demenz privat zu pflegen, ohne selbst an den Rand eines Zusammenbruchs zu geraten.

Meine Meinung ist: Familien können es eigentlich nicht leisten, einen Menschen mit Demenz zu pflegen. Das Gleiche gilt bei Menschen mit genereller Pflegebedürftigkeit, also auch ohne Demenz. Mittlerweile hat nahezu jede:r einen Vollzeitjob oder Nebenberuf. Alles ist teuer geworden. Familien wohnen nicht mehr zusammen, oft trennen die Kinder von ihren alternden Eltern Hunderte Kilometer. Woher soll die

Zeit, das Geld und auch die Möglichkeit für die private Pflege kommen?

Mal abgesehen davon, dass Heimplätze mittlerweile rar gesät sind, herrscht in der Gesellschaft oft ein Bild vor, dass man beispielsweise seine Mutter oder seinen Vater, den Opa oder die Oma »ins Heim abschiebt«. Schon dieser Ausdruck ist endlos negativ und wertend. Das Wort »abschieben« kennen wir sonst nur in Zusammenhang mit »Menschen aus dem Land abschieben«. Was passiert also mit Mutter, Vater, Oma oder Opa in den Köpfen der Menschen, wenn man irgendwann »aufgibt« und sich für das Pflegeheim entscheidet? Man »schiebt sie aus der Gesellschaft ab«, so das gängige Vorurteil.

Dabei ist das Gegenteil der Fall. Pflegebedürftigkeit wird oft zu einem schwerwiegenden familiären Problem. Einer Krise, mit der man sich plötzlich auseinandersetzen muss, die eigene Lebenspläne auf den Kopf stellen und emotional, zeitlich und finanziell extrem anstrengend sein kann, oft über einen Zeitraum von vielen Jahren hinweg. Stationäre Langzeitpflege schenkt Lebensqualität. Wo eine Frau Tippelkamp sich anfangs mit Händen und Füßen gegen die Angehörigen wehrt, weil sie nicht ins Heim will, blüht sie nach wenigen Tagen förmlich auf. Warum? Weil sie die Last losgeworden ist, eine Last zu sein. Weil ausgebildete Pflegekräfte sich um ihre körperlichen und seelischen Bedürfnisse kümmern, ohne dass sie deshalb ein schlechtes Gewissen haben muss. Jetzt wird Frau Tippelkamp nicht mehr von der völlig erschöpften Tochter gewaschen, sondern von Schwester S., die das jeden Tag macht und auch genau weiß, wie es bei gealterten Körpern am besten geht. Die gleichzeitig eine Prophylaxe macht, die so wichtig ist. Es gibt so viel, was An- und Zugehörige gar nicht leisten können, was aber durch die professionelle Langzeitpflege automatisch abgedeckt wird, weil wir uns mit Multimorbidität, also dem Auftreten von Mehrfacherkrankungen, auskennen.

Frau Tippelkamp ist außerdem sozial wieder viel mehr eingebunden. Es gibt nun plötzlich viele »Mitbewohner:innen«, Veranstaltungen, Ausflüge, ein Friseur oder eine Friseurin kommt ins Haus, und die Alltagsbegleitung steckt regelmäßig den Kopf zur Tür herein. Frau Tippelkamp ist jetzt nicht mehr die einzige Alte, die allein in ihrer Wohnung sitzt und sich wie eine Bürde vorkommt. Sie ist, weil sie im Altenheim lebt, wieder viel autonomer und weniger isoliert.

Aber nicht nur von Frau Tippelkamps Schultern wird eine Last genommen. Auch die An- und Zugehörigen erhalten ein riesiges Stück Lebensqualität zurück. Sie sind nicht mehr mit den Nerven am Ende, weil sie pflegen müssen. Sie müssen kein schlechtes Gewissen mehr haben, weil sie der Pflege nicht gerecht werden können neben dem eigenen Beruf und dem eigenen Privatleben. Sie müssen sich nicht mehr ständig sorgen.

An die Stelle dieser beiden großen Berge also, die von den Schultern aller Beteiligten fallen, kann etwas Neues treten. Nämlich das Genießen von neu entstehenden Räumen des Zusammenseins. Die nur für das Zusammensein selbst da sind. Es ist wieder möglich, mit schönen Erlebnissen als Familie neue Erinnerungen zu schaffen.

Die stationäre Langzeitpflege nimmt der Gesellschaft mit ihrer Arbeit eine große Aufgabe ab. Das Problem ist, dass diese Aufgabe mit dem demografischen Wandel immer größer und größer wird. So groß, dass die Pflege diese Aufgabe nicht mehr allein bewältigen kann. Schon lange nicht mehr. Dazu braucht man sich nur Statistiken zur Bevölkerung anzuschauen: Zum Beispiel gab es 1991 etwa zwölf Millionen Menschen im Alter von 65 Jahren und mehr. 2022 waren es 18,7 Millionen. Gleichzeitig steigt die Lebenserwartung, und es sinkt die Geburtenrate, sodass die 18,7 Millionen auch noch mehr ins Gewicht fallen: So bildeten sie 1991 nur 15 Prozent der Gesamtbevölkerung, im Jahr 2022 waren es schon 22 Prozent. Und die Tendenz ist steigend.[5] Auch die Anzahl der Menschen mit Demenz in dieser Altersgruppe wächst. Ende 2021 wurde sie auf 1,8 Millionen Menschen geschätzt. Schätzungen zufolge könnten es 2050 schon bis zu 2,8 Millionen Menschen sein.[6] Darauf sind wir nicht vorbereitet. Es wird nicht genügend Pflegeheimplätze geben, sodass die Älteren zu Hause betreut werden müssen. Aber von wem? Und wer bezahlt das alles? Es wird höchste Zeit, dass wir die Alten wieder in die Mitte der Gesellschaft holen und uns neue Wege ausdenken, wie wir in Zukunft ein Zusammenleben mit Pflegebedürftigen in der Familie und in der Nachbarschaft respektvoll und im Sinne eines Miteinanders gestalten können. Doch dazu später mehr.

»Entlassungspapiere mit Pommes, bitte!«

Ich hatte mich mittlerweile gut als Wohnbereichsleitung auf Wohnbereich 2 eingelebt. Dadurch, dass der Wohnbereich 1 aus allen Nähten platzte, fanden immer mehr Bewohner:innen mit Demenz ihr Zuhause auf Wohnbereich 2. Obwohl ich also

5 https://www.destatis.de/DE/Themen/Querschnitt/Demografischer-Wandel/_inhalt.html#sprg371138 [zuletzt abgerufen 18.12.2024]

6 https://www.deutsche-alzheimer.de/fileadmin/Alz/pdf/factsheets/infoblatt1_haeufigkeit_demenzerkrankungen_dalzg.pdf [zuletzt abgerufen 18.12.2024]

nicht mehr wirklich auf dem gerontopsychiatrischen Bereich tätig war, konnte ich weiterhin mit den Menschen arbeiten, die mir ganz besonders am Herzen lagen.

Eines Tages kam eine Frau Tippelkamp zu uns, die auf eine Reha nach einem Krankenhausaufenthalt wartete. Da es bis zum Start der Reha noch einige Wochen dauerte und sie pflegerische Aufsicht brauchte, wurde sie als Übergangslösung solange durch uns betreut. Obwohl sie erst in einem beginnenden Stadium der Demenz war, hatte der Ortswechsel sie kognitiv durcheinandergebracht, ein Phänomen, das in der Fachsprache als »Durchgangssyndrom« bezeichnet wird. Diese Orientierungslosigkeit besserte sich mit der Zeit wieder, doch gerade anfangs war das Durchgangssyndrom bei Frau Tippelkamp sehr stark vorhanden.

Beim Aufnahmegespräch hatte ich Frau Tippelkamp erklärt, dass wir noch auf die Unterlagen für ihre Reha warteten. Sobald diese da wären, würden sie abgeschickt, und dann käme ein Anruf, sobald ein Platz frei sei. Die geriatrische Reha ist immer hoch belegt, weshalb man für gewöhnlich eine Zeit warten muss. Sie sollte also bei uns bleiben, bis wir ihre Entlassungspapiere für die Reha bekommen. Das wurde der Satz, der bei ihr hängen blieb. An dieser Information hielt sie sich fest, sie wurde zu ihrem Leitgedanken. Jeden Tag ging es um diese Papiere.

»Sind meine Papiere für die Reha schon gekommen? Ich muss ja zur Reha.«

»Nein, Frau Tippelkamp, die sind noch nicht da, Sie müssen sich noch etwas gedulden.«

»Wie lange dauert das denn noch? Mein Sohn kommt doch und bringt mich zur Reha.«

Ich hatte also wieder eine Frau Tippelkamp unter meinen Fittichen, die eindeutig auf einer Mission war. Sie hatte einen starken Charakter und einen lustigen Charme. Als gebürtige Berlinerin machte sie dem Ruf der Hauptstädter:innen alle Ehre, denn sie konnte schimpfen und fluchen wie ein Kesselflicker.

Eines Tages beschloss Frau Tippelkamp: »Ich gehe jetzt und mache einen Spaziergang.«

Weil wir Bewohner:innen nicht festhalten dürfen, wenn sie rausgehen wollen, war ich ein wenig in der Zwickmühle. Denn mit ihrer Demenzerkrankung brauchte Frau Tippelkamp eigentlich Aufsicht. Es hatte aber keine Pflegekraft Zeit, sie bei einem Spaziergang zu begleiten, und auch der Soziale Dienst war ausgelastet. Also rief ich Frau Tippelkamps Sohn an.

»Ihre Mutter möchte gerne spazieren gehen. Wir können Sie allerdings leider nicht begleiten. Ich weiß nicht, wie weit sie geht, und sie kennt sich hier auch noch nicht gut aus. Wie sehen Sie das?«

Der Sohn war sehr nett und sagte ohne Umschweife, dass seine Mutter natürlich auf einen Spaziergang gehen konnte, das hatte sie zu Hause auch gemacht. Da ich Frau Tippelkamp noch nicht so gut kannte, überzeugte er mich.

»Mir ist vor allem wichtig, dass Sie informiert sind und wir das abgesprochen haben«, antwortete ich. Außerdem wollte ich ihn dafür sensibilisieren, dass natürlich auch ein gewisses Risiko bestand. Seine Mutter konnte sich zum Beispiel verlaufen. Wenn sie nicht zurückkehrte, wäre unser nächster Schritt, die Polizei zu rufen, um sie zu suchen. Diese beratende Aufklärungsarbeit ist sehr wichtig, denn viele Angehörige sind mit der manchmal schnell fortschreitenden Krankheit nicht so vertraut. Oder sie wollen sich damit nicht vertraut machen, weil die Erkrankung damit doppelt real wird. Wenn wir ihnen dann auf sanfte Weise erklären, zu welchen Konsequenzen es unter Umständen kommen könnte, sorgt das meist natürlich erst einmal für einen gehörigen Schreck. Niemand möchte, dass die eigene Mutter orientierungslos durch die Straßen irrt. In diesem Fall aber war der Sohn sehr sicher, dass das Laufen an der frischen Luft seiner Mutter als passionierter Spaziergängerin guttun würde.

Wie sich herausstellte, hatte der Sohn recht. Frau Tippelkamp drehte ein paar Runden durch den Park und kam mit deutlich besserer Laune wieder zurück. So wurden ihre kleinen Spaziergänge zu einem festen Ritual. Weil ich aber lieber Vorsicht walten lasse, klebte ich abends die Telefonnummer des Wohnbereichs und ihren Namen auf den Rollator.

Eines Tages kam Frau Tippelkamp dann tatsächlich nicht von ihrem Spaziergang zurück. Gerade als ich anfing, mir Sorgen zu machen, und überlegte, ob ich die Polizei einschalten sollte, klingelte das Telefon. Es war das McDonald‘s-Restaurant ein paar Straßen weiter.

»Hallo, also wir haben hier eine Frau Tippelkamp, die ihre Entlassungspapiere haben möchte. Ich weiß allerdings nicht, was sie meint, und kann sie ihr auch nicht geben«, hörte ich eine junge McDonald‘s-Mitarbeiterin am anderen Ende der Leitung sagen. Sie klang so, als hätte sie schon eine Weile versucht, mit Frau Tippelkamp zu diskutieren, und wäre langsam mit ihrem Latein am Ende. Bei der leicht verzweifelten Stimme der jungen Frau musste ich einen Lachkrampf unterdrücken. Die arme Frau musste sich vorkommen wie in einem falschen Film. Ich sah unsere nicht gerade auf den Mund gefallene Frau

Tippelkamp bildlich vor mir, wie sie mit einer Hand auf den Rollator gestützt und der anderen auf die Theke hauend lautstark ihre Entlassungspapiere für die Reha einforderte. Gleichzeitig tat mir Frau Tippelkamp unglaublich leid. Mein unterdrückter Lachkrampf galt nicht ihr, sondern war einzig der Situation geschuldet. Ich konnte mir vorstellen, wie verwirrt Frau Tippelkamp sein musste. Diese Verwirrung kompensierte sie mit Ärger über die anscheinend nicht vorhandenen Papiere beziehungsweise den »Saftladen«, der sie offenbar verbummelt hatte. Das ist wie eine Schutzstrategie.

Ich beruhigte also zunächst die Mitarbeiterin, erklärte ihr grob, wer Frau Tippelkamp war und warum sie sich so verhielt. Auch, was es mit den Entlassungspapieren auf sich hatte.

»Es ist alles gut«, sagte ich zu ihr, »sagen Sie Frau Tippelkamp bitte, dass gleich jemand kommt, der vielleicht die Entlassungspapiere dabeihat. Aber nur vielleicht. Und bieten Sie ihr für die Wartezeit Pommes an. Ich bin gleich da und bezahle die Rechnung.«

Ich wollte Frau Tippelkamp nicht einfach anlügen, denn Vertrauen ist in der Beziehungsarbeit zu den Bewohner:innen der wichtigste Pfeiler. Ich musste hier allerdings zum Wohle Frau Tippelkamps dieses kleine »vielleicht« in den Raum stellen, damit sie sich dort bei McDonald‘s, wo sie gerade allein und in Aufregung war, beruhigen konnte. Ich warf mir schnell meine Jacke über und lief los.

Als ich bei McDonald’s ankam, saß Frau Tippelkamp am Tisch und aß ihre Pommes. Sie blickte auf, sah mich, stellte sofort eine Verbindung zwischen mir und ihrer Reha her und fuhr aus der Haut: »Ja, Herrgott, wo schicken Sie mich denn hin? Hier ist doch keine Reha!«

Alle Köpfe drehten sich zu uns. Es wurde so still, man hätte eine Apfeltasche fallen hören können. Ich stand da in meinem Kasack mit meinem Namensschild dran, und mir blieb nichts anderes übrig, als Frau Tippelkamp zu spiegeln, damit sie sich nicht noch mehr aufregte: »Ich weiß! Welcher Depp hat Sie denn zu McDonald's geschickt? Sie wollen doch Ihre Papiere haben! Wer sagt denn, hier gibt es Ihre Papiere?«

Frau Tippelkamp fühlte sich sofort verstanden. Sie verschränkte die Arme und nickte mir zu. Also sprach ich weiter: »Also, Frau Tippelkamp, ich schlage Folgendes vor: Sie essen jetzt erst einmal Ihre Pommes auf, und danach suchen wir diesen Depp. Dafür müssen wir dann aber zuerst wieder zurückgehen.«

Frau Tippelkamp war mehr als einverstanden. Wie der Wind erledigte sie ihre Pommes, dann tupfte sie sich die Hände an einer Papierserviette ab und sagte: »Ja, den Depp suchen wir jetzt!«

Als ich bezahlen wollte, winkte die McDonald's-Mitarbeiterin ab: »Lassen Sie mal. Die Pommes schenke ich ihr.«

Ich lächelte ihr dankbar zu. Sie grinste zurück. Sie hatte mein kleines Theater eben mitverfolgt und verstanden, warum ich Frau Tippelkamp gespiegelt hatte. Sie war nicht die Einzige, die unser lautes Gespräch verfolgt hatte. Noch immer starrten viele Augenpaare interessiert in unsere Richtung. Damit niemand sich Sorgen machte, weil sie den Zusammenhang nicht kannten, zwinkerte ich einigen der Anwesenden zu. Dann hakte ich Frau Tippelkamp bei mir unter, und wir machten uns aus dem Staub.

Den ganzen Weg zurück zum Seniorenheim meckerte Frau Tippelkamp leidenschaftlich vor sich hin. Der »Depp« konnte sich auf etwas gefasst machen.

Zurück im Seniorenstift ließ sich Frau Tippelkamp nicht davon abbringen, den Verursacher für das »McDonald's-Gate« ausfindig zu machen. Bis zu meinem Schichtende um 17 Uhr saß sie in meinem Büro und wollte mich darauf festnageln, dass ich diese Person jetzt herhole: »Sie sollten jetzt wirklich diesen Depp hierher beordern, der mich zu McDonald's geschickt und auch noch behauptet hat, dass das eine Reha ist!«

Ihr zu sagen, dass dieser Depp gar nicht existierte, war keine Option. Das hätte sie entweder nicht verstanden und mich als Lügner abgestempelt. Oder es hätte sie komplett aus der Fassung gebracht. Also spielte ich weiter mit.

In der Übergabe erklärte ich die Situation, damit meine Kolleg:innen wussten, wie sie mit Frau Tippelkamp umgehen sollten. Zum Glück löste sich dann alles aber ziemlich schnell von selbst auf. Frau Tippelkamps Sohn kam, um nach seiner Mutter zu sehen. Kaum erblickte sie ihn, war die ganze McDonald's-Geschichte vergessen. Stattdessen fragte sie nun ihren Sohn, ob er wisse, wo eigentlich ihre Entlassungspapiere bleiben würden. Es war also alles gut gegangen und wieder beim Alten.

Warum wir alle wissen müssen, was Demenz bedeutet

So lustig die Episode mit Frau Tippelkamp wirken mag: Nur durch die geschulte Handhabe durch uns Pflegekräfte war es möglich gewesen, dass die Situation so gut ausgegangen war. Das Ganze hätte auch eine andere Wendung nehmen können. Eine, die Frau Tippelkamp womöglich in schwerste

Panik gestürzt hätte. Zum Beispiel, wenn die McDonald's-Mitarbeiterin nicht so umsichtig gehandelt hätte. Wenn sie ungeduldig oder gemein zu Frau Tippelkamp gewesen wäre oder uns nicht angerufen hätte.

Tatsache ist aber auch: Es gibt in unserer Gesellschaft immer mehr Menschen mit Demenz. Und längst nicht alle werden professionell betreut. Der Großteil wird zu Hause von Angehörigen gepflegt. Viele wissen nicht einmal, dass sie selbst oder ein:e Angehörig:e erkrankt ist. Was für Altersvergesslichkeit gehalten wird, kann auch eine beginnende Demenz sein. Das Krankheitsbild ist sehr vielfältig, hinzu kommt, dass Demenz auch als Begleiterkrankung entstehen kann, zum Beispiel bei Morbus Parkinson. Zwar ist der Begriff nahezu allen geläufig. Dass diese Erkrankung damit zu tun hat, dass man sein Gedächtnis verliert, wissen auch die meisten.

Den wenigsten ist aber klar, welche Verhaltensmuster Demenz mit sich bringt. Dabei ist sie längst eine Art Volkskrankheit geworden. Doch nicht nur die Erkrankten sind betroffen, sondern auch alle An- und Zugehörigen. Wir sind in Zukunft gegenseitig auf unsere Hilfe angewiesen. Ich stelle mir hier auch kleine Veränderungen vor, die viel bewirken können. Wenn ich weiß, wie Demenz aussehen kann, dann grinse ich nicht über den älteren Herrn, der ganz wie *The Big Lebowski* nur mit einem Bademantel bekleidet in den Bus steigt. Sondern ich werde aufmerksam und frage mich, ob er eventuell Hilfe brauchen könnte. Ich würde ihn weiter beobachten, nach Anzeichen suchen und, wenn ich es für richtig halte, entweder Hilfe rufen oder sie selbst anbieten. Weil ich auch weiß, wie ich das tun kann, ohne die Person aufzuregen oder in Panik zu versetzen.

Zu Hause könnte mir auffallen, dass meine Mutter unter Unruhe leidet und beispielsweise nachts viel herumläuft. Dass sie plötzlich Sätze verdreht oder Dinge an dafür unpassenden Orten platziert – also wie das Nachthemd in den Kühlschrank. Es gibt eine Menge Anzeichen, die auf eine Demenz hindeuten können. Betroffene überspielen dies jedoch oft oder lachen darüber. Sie vergessen, wofür Dinge gebraucht werden. Häufig kämmen sie sich beispielsweise mit der Zahnbürste die Haare, weil »Bürste« vielleicht noch mit »Haare kämmen« verbunden, aber das Zähneputzen nicht damit in Zusammenhang gebracht wird.

Es ist natürlich schrecklich, so etwas zum Beispiel als Tochter oder Sohn zu bemerken. Aber wenn es passiert, ist es so unendlich viel besser, zu wissen, was man tun kann, um der Mutter bestmöglich zu helfen. Nämlich sie in diesem bestimmten Fall beispielsweise NICHT auf ihre Fehler oder Defizite hinzuweisen und sie so noch mehr zu verwirren oder gar in Panik zu versetzen. Sondern sich auf sie und ihre Realität einzulassen. Diese neue Realität wird nicht wieder weggehen (beziehungsweise immer wiederkommen), sie wird sich immer mehr verändern, und wir können das nicht aufhalten, indem wir dagegen anstreiten. Das würde alles nur verschlimmern. Wenn also die Mutter überzeugt davon ist, dass der Kühlschrank der Kleiderschrank ist, dann IST der Kühlschrank der Kleiderschrank. Je eher wir lernen, mit Demenz umzugehen, desto besser ist es für alle Beteiligten. Und ich sage nicht, dass das einfach ist. Aber es ist notwendig, denn nur so kann mit dieser bisher unaufhaltbaren Krankheit umgegangen werden, ohne die Erkrankten in Panik zu versetzen oder in die Isolation zu treiben.

Es ist also höchste Zeit, dass die Gesellschaft für Demenz sensibilisiert wird. Damit wir alle wissen, wie wir uns verhalten müssen, damit die Menschen nicht unnötig leiden müssen. Und das tun sie jetzt schon. Wer stöhnt nicht genervt auf, wenn ein älterer Mensch vorne an der Kasse anfängt, das Geld im Portemonnaie zu suchen. Da ist immer keine Zeit, keine Geduld, kein Verständnis. Genau das drängt unsere alten und vulnerablen Mitmenschen an den Rand der Gesellschaft. An den Rand, an dem sie vergessen werden. Obwohl sie gleichzeitig diejenigen sind, die ihr ganzes Leben dazu beigetragen haben, dass wir in einem der reichsten Länder der Erde leben und dass unsere Gesellschaft damit einhergehend einen großen Wohlstand genießt.

⑥

Ich will Dinge verändern

Mitgestalten statt meckern

So lange hatte ich mit Pflege nichts am Hut haben wollen – und nun war ich nicht mehr aufzuhalten. Ich hatte auf meinem Weg aber auch bemerkt, was in der Pflege alles schiefläuft oder verbessert werden konnte. So wie ich das sah, gibt es in so einer Situation zwei Möglichkeiten. Entweder man meckert, oder man macht etwas.

Weil ich nicht der Gesundheitsminister und generell nicht in der Politik bin, konnte ich keine Berge versetzen. Das ist bis heute so: Ich kann keine Gesetze ändern oder die Pflege dahingehend reformieren, dass es einen Personalschlüssel gibt, der wirklich funktioniert. Ich kann nicht überall Demenzzentren aufbauen mit Nachbarschaftshilfen, Schulungsmöglichkeiten und Anlaufstellen. Ich kann nicht dafür sorgen, dass der Profitgedanke aus der Pflege genommen wird und kein Geld mehr damit verdient werden kann.

Aber hier, in meinem eigenen kleinen Pflege-Universum in Nordrhein-Westfalen, konnte ich durchaus etwas ändern. Dazu jedoch musste ich weiter hoch in die Leitungsebene klettern. Nur so, überlegte ich, war ich in der Lage, die bestehenden Rahmenbedingungen zumindest in unserer Einrichtung positiv zu verändern.

Also startete ich im Januar 2022 mit einer neuen Weiterbildung Richtung Pflegedienstleitung. Ich sagte es ja bereits, es gibt endlos viele Aufstiegsmöglichkeiten in der Pflegebranche, auch wenn es kein Muss ist. Das zeigt, was Pflege möglich machen kann. Auch für jemanden wie mich, der schon dachte, alle beruflichen Züge seien längst abgefahren.

Wir brauchen ALLE in der Pflege, nicht nur Akademiker:innen oder Menschen, die seit ihrer Schulzeit wussten, was sie mal werden wollten, wenn sie groß sind. Eine Alltagsbegleitung ist nicht besser oder schlechter als eine examinierte Pflegekraft. Eine examinierte Pflegekraft ist nicht besser oder schlechter als eine Wohnbereichsleitung – und so weiter. Alle können die Rolle einnehmen, in der er oder sie sich am besten einbringen können und sich persönlich am wohlsten fühlen. Nur zusammen können wir Pflege leisten.

Mich jedenfalls hatte irgendeine Ich-will-Veränderungen-Biene gestochen. Ich wollte für die Pflegekräfte eine bessere Arbeitsumgebung. Damit wir das Team sein können, was in uns steckte.

Wenn die Rahmenbedingungen nicht zu dir kommen …

Ich wollte also mitgestalten. Leider brachte dieser Schritt mit sich, dass ich nun nicht mehr »am Bett« arbeitete. Als Pflegedienstleitung ist man für alles Organisatorische rund um die Pflege im Seniorenheim zuständig, aber nicht mehr Teil des ausführenden Teams. Während ich als Wohnbereichsleitung wenigstens noch punktuell involviert war, um Pflegeprozesse zu kontrollieren, war ich nun komplett weg vom »Pflege-Fenster«. Es kostete mich etwas, diese Arbeit aufzugeben. Doch für das größere Bild, das mir vorschwebte, war es mir das wert.

Dennoch fehlte mir die aktive Pflege sofort. Mit den Bewohner:innen hatte ich nach wie vor Kontakt, schließlich liefen sie ja überall herum. Aber ich war es nicht mehr, der dazu beitrug, ihnen mehr Lebensqualität zu schenken. Zumindest nicht mehr direkt. Meine Aufgabe war es nun, unser Haus so zu festigen, dass kein Wolf – egal, ob von innen oder außen – es umpusten konnte. Als Pflegedienstleitung konnte ich die politischen Gesetze nicht ändern. Aber ich konnte an einem Setting arbeiten, in dem wir alle uns wohl- und gesehen fühlten.

Konkret bedeutet das heute, denn ich bin nach wie vor Pflegedienstleitung: Ich kann Pflegekräfte sensibilisieren, genauer hinzuschauen – was unsere Bewohner:innen, aber auch, was unser Team angeht. Warum verhält sich eine andere Person so, wie sie sich verhält? Was steckt dahinter? Statt ungeduldig zu werden oder sich gar zu ärgern, erst einmal Empathie wirken lassen.

Ich kann für Schulungen und Fortbildungen sorgen, damit die Pflegekräfte alles Handwerkszeug haben, das sie brauchen.

Ich kann sie ihren Stärken gemäß einsetzen, damit sie Freude an ihrer Arbeit haben und sich wertgeschätzt fühlen.

Andersherum kann ich mich beim Vorstand für das Team und seine Anliegen einsetzen. Ich kann einen Aufnahmestopp erwirken, damit die Pflegekräfte eine adäquate Aufnahme gewährleisten können. Das bedeutet eine Menge Überzeugungsarbeit, argumentative Vorbereitung und Bürokratie, aber hey: Why not? Wenn es doch die Rahmenbedingungen verändert, die so dringend verändert werden müssen!

Als Pflegedienstleitung sitze ich an genau der Stelle, an der ich die Mitarbeiter:innen schützen kann. Und wo mir die Hände gebunden sind, kann ich zumindest für Transparenz sorgen. Was haben wir uns früher geärgert, wenn wir nicht mehr Unterstützung in Form von weiteren Pfleger:innen bekommen haben. Mehr als ein »Das ist nicht möglich!« war von der Leitungsebene dann nicht zu vernehmen. Jetzt kann ich es anders machen und erklären, warum etwas nicht möglich ist. Dass dahinter keine fiese Ausbeutungsmaschine steckt, bei der die Leitung sich ins Fäustchen lacht. Sondern ich kann genau erläutern, warum wir bei diesen und jenen Pflegegraden momentan 2,3 Pflegekräfte zu viel haben. Das muss niemand gut oder logisch finden. Aber vielleicht motiviert es den einen oder die andere dann ja sogar, sich in Richtung Politik aufzumachen und noch mehr zu verändern?

Als Pflegedienstleitung will ich auf Augenhöhe arbeiten und nicht den großen Chef spielen, wie es oft früher üblich war. So nach dem Motto: »Wenn der Keks spricht, haben die Krümel zu schweigen.« Absoluter Blödsinn. Ich möchte, dass wir als Team alle unsere Ideen einbringen können, um die Pflegeprozesse zu gestalten, zu verbessern und die Pflege neu zu denken.

Meine Vision ist es, dass sich alle Mitarbeiter:innen in den Einrichtungen, in denen sie arbeiten, wohl- und verstanden fühlen – und deshalb gerne zur Arbeit kommen. Sie sollen aber auch kritisch mitdenken dürfen, damit die Leitung nicht in eine Berufsblindheit verfällt. Wir in Deutschland haben ganz klar ein Führungsproblem – und der Fisch fängt sprichwörtlich am Kopf an zu stinken. Heißt also: Wenn oben nur Menschen sitzen, die vergessen haben, was Pflege eigentlich bedeutet, und die Augenhöhe verloren haben, dann verändern sie Pflege nicht, sondern unterstützen nur das bisherige – und längst veraltete – System. Pflege könnte also so neu gedacht werden, dass die Mitarbeiter:innen, die aktiv Pflege betreiben, an ihrer Gestaltung teilhaben. Und zwar auch an den Führungsprozessen. Schließlich wissen sie haargenau, wie die Ausführung klappt oder eben nicht klappt. Ein grundsätzliches Problem in der Pflege ist auch, dass wir immer problemorientiert denken und immer nur ein Problem nach dem anderen benennen und benennen und benennen – und gar nicht mehr aus diesem Benennen rauskommen. Dabei vergessen wir dann, über Lösungen zu sprechen. Neue Pflege bedeutet für mich lösungsorientierte statt problemorientierte Arbeit – und das nicht allein, sondern gemeinsam.

Oder um es anders auszudrücken: Um die Grabenkämpfe zu beenden, habe ich beschlossen, die Gräben zuzuschütten.

Meine persönliche Sorge um Menschen mit Demenz

Wenn ich Werbung für die Arbeit in der Pflege mache, dann hebe ich immer besonders die Arbeit mit Menschen mit Demenz hervor. Das tue ich nicht, weil ich diese Menschen bevorzuge oder mir alle anderen nicht wichtig wären. Doch ich sehe mit Bestürzung, dass Pflegefachkräfte im Allgemeinen immer weniger mit Menschen mit Demenz arbeiten möchten. Das liegt vor allem daran, dass diese Arbeit körperlich und mental hoch anspruchsvoll und komplex ist. Wie erfüllend und sinngebend sie auf der anderen Seite ist, sehen die meisten nicht, weil schlicht die Erfahrung fehlt.

Pflegeschüler:innen erschrecken wie gesagt zunächst einmal, wenn sie das erste Mal auf die Gerontopsychiatrie kommen. Menschen laufen ziellos umher, aus den Zimmern kommen laute Rufe nach Vater oder Mutter, von irgendwoher hört man Gelächter, und an anderer Stelle wird gesungen oder gepfiffen. Auch das Verhalten rund um die körperlichen Ausscheidungen, wie ich sie weiter oben schon beschrieben habe, kann irritieren und auch Ekel hervorrufen. Durch viel Kommunikation und Empathie versuche ich den Pflegeschüler:innen dann immer zu vermitteln, dass dieser erste Eindruck verständlicherweise für einen Schreck sorgt. Dass man sich aber wie der Wind daran gewöhnt. Ich weiß ja selbst noch sehr genau, wie es bei mir war! Was habe ich die Pflegekräfte anfangs bemitleidet. Niemals wollte ich ihre Arbeit machen! Später blickte ich dann lächelnd auf den alten Jim zurück, der erschrocken im Flur stand und nur dachte: *O Gott, o Gott! Das ist ja furchtbar! Hilfe!*

Mir ist schon klar, dass die Profession Kinderpfleger:in angenehmer und irgendwie schöner klingt. Aber wenn wir ehrlich sind, haben ältere Menschen mit Demenz doch ähnliche Bedürfnisse. Sie können ihr Leben nicht allein bewerkstelligen und brauchen Hilfe – werden dabei jedoch nicht wie Kinder behandelt, sondern wie die erwachsenen Menschen, die sie sind.

Was auf den ersten Blick wie Chaos wirkt, folgt aber auch einer bestimmten Routine. Wir kennen unsere Bewohner:innen und wissen deshalb, dass die eine Frau Tippelkamp anfängt, nach Mutter und Vater zu rufen, wenn sie nervös wird. Dann gehen wir hin und beruhigen sie, bevor die Stimmung weiter umschlägt. Die andere Frau Tippelkamp kratzt sich oft gedankenverloren an ihrem Po. Also überprüfen wir ihr Inkomaterial öfter als bei anderen, damit es zu keinem Stuhl an den Händen kommt. Eine weitere Frau Tippelkamp pfeift gerne, wenn sie gut gelaunt ist. Hören wir also die Pfiffe aus ihrem Zimmer, gehen wir lächelnd weiter, weil wir wissen, dass bei ihr gerade alles in Ordnung ist.

Natürlich erschrecken viele Verhaltensweisen anfangs, weil sie oft außerhalb der Norm liegen. Gesunde Menschen verhalten sich nicht so. Da sind wir wieder bei der Sensibilisierung der Gesellschaft. Wenn wir alle wissen, wie Demenz aussieht, können wir es alle schnell erkennen, den Menschen helfen und sie damit integrieren. Dann geht auch kein:e Pflegeschüler:in mit Gedanken nach Hause wie: *Um Himmels willen. Nein, auf die Gerontopsychiatrie will ich nicht!*

Ich weiß, dass es nicht ganz so einfach ist, wie ich es hier beschreibe. Aber eine Rechnung ist tatsächlich einfach: Wir alle werden früher oder später eine oder mehrere Personen im Familien- oder Bekanntenkreis haben, die pflegebedürftig sind. Und mit großer Wahrscheinlichkeit auch eine pflegebedürftige Person mit Demenz. Vielleicht erkranken wir auch selbst daran. Wie sollen wir den Umgang damit aber bewerkstelligen, wenn sich immer weniger Pflegekräfte für die Gerontopsychiatrie entscheiden und die zugehörigen Wohnbereiche an ihre Kapazitätsgrenzen stoßen?

Die Vergessenen in der Coronapandemie

Meine Erlebnisse als Pflegekraft in der Pandemie waren sehr zwiegespalten. Es war ohne Frage eine der herausforderndsten und anstrengendsten Zeiten meines Lebens. Dennoch hatte ich das Gefühl, dass die Gesellschaft alte Menschen auf einmal viel mehr wahrnimmt und sie mehr im Gespräch sind, als ich es sonst je erlebt habe. Und zwar einzig deshalb, weil das Robert-Koch-Institut sie als eine vulnerable Gruppe hervorgehoben hat, die extrem geschützt werden muss. Es war plötzlich ein ganz neuer Fokus da.

Leider wurden die Schutzmaßnahmen für ältere Menschen nicht detailliert durchdacht. Die Gerontopsychiatrie fiel komplett hinten runter. Menschen mit Demenz wurden vergessen. Es gab beispielsweise keine Konzepte für Menschen mit Hinlauftendenz. Waren sie infiziert oder bestand auch nur der Verdacht, mussten sie natürlich isoliert werden, um die anderen Bewohner:innen zu schützen. Aber Menschen mit Hinlauftendenz können nicht in einem Zimmer in Quarantäne festgehalten werden. Das verstehen sie nicht, und es bedeutet großes Leid auf ihrer Seite.

Dazu kam, dass es Widersprüche gab. Das Gesundheitsamt bestand auf der Isolation. Das Wohn- und Teilhabegesetz aber sieht vor, dass niemand gegen seinen Willen eingesperrt werden darf.

Gefühlt jeden Freitag gab es zudem neue Verordnungen seitens der Regierung, die sofort umgesetzt werden sollten. Aber wie? In einem meist sowieso unterbesetzten Pflegebetrieb, der durch die Pandemie so viele Schwierigkeiten hatte, sollten übers Wochenende komplette Abläufe verändert werden. Wo Menschen lebten, die von ihren Routinen abhängig waren, die ihnen Sicherheit gaben. Doch wir waren gezwungen, schlagartig immer wieder neue Rahmenbedingungen zu schaffen. Und das, obwohl die Realität schon so hart war, dass wir einfach nur froh waren, wenn niemand positiv getestet worden war. Es war ein Albtraum.

Ein großes Desaster waren beispielsweise die regelmäßigen Testungen. Sollte einer Frau Tippelkamp vor dem Ausbruch der Pandemie Blut abgenommen werden, wurde dies kleinteilig geplant. Einem nicht orientierten Menschen Blut abzunehmen ist eine hochsensible Angelegenheit. Schon am Beginn des Tages wurde die Tatsache, dass heute ein Arzt kommt, verstärkt in die Gespräche eingeflochten. Immer wieder wurde erklärt, was passieren würde – und es war trotzdem in den meisten Fällen sehr schwierig umzusetzen, ohne sie sehr aufzuregen oder in schiere Panik zu versetzen. Und jetzt bedenke man noch, wie wir Pflegekräfte aussahen! Mit Plexiglasvisier, Mundschutz, Schutzanzug und Handschuhen. Auf uns selbst mochten wir wie Außerirdische gewirkt haben, aber für die Generation, die größtenteils noch den Zweiten Weltkrieg erlebt hatte, war schon unser Anblick oft ein großer Trigger. Wir sahen aus wie in Uniform oder mit Gasmasken. Und dann mussten wir den Bewohner:innen Wattestäbchen so tief in die Nase stecken, dass es wehtat. Wie sollte man ihnen das erklären?

Gab es einen Verdachtsfall, stand das Gesundheitsamt sofort auf der Matte und veranlasste Reihentestungen. Und zwar von jetzt auf gleich. Wir hatten keine Zeit, um die Bewohner:innen vorzubereiten. Die Folge war, dass wir es anschließend mit in höchstem Maße verängstigten Bewohner:innen zu tun hatten, die viele Pflegemaßnahmen verweigerten.

An eine abendliche Mundpflege war kaum noch zu denken, so tief saß der Schreck nach der Durchführung eines plötzlichen Coronatests.

Ich fuhr aus der Haut, wenn ich dann Sprüche hörte wie: »Es ist doch nur ein Coronatest, sie wurden doch nicht massakriert oder so!«

Manche Leute wollten es einfach nicht verstehen! Menschen mit Demenz denken sich nicht: *Oh, puh, das war ja nur ein Coronatest. Hab ich mich aber erschreckt! Haha.*

Nein! Solche unsensibel und unvorbereitet durchgeführten Maßnahmen können alte Traumata aufbrechen lassen. Die Menschen wissen nicht, dass es ein harmloser Test ist. Sie erleben echten Schrecken, pure Angst und geraten in massive Panik. Man kann es ihnen nicht einfach erklären.

Die Arbeit in der Coronapandemie brachte uns an unsere absoluten Grenzen. Ich kann es einfach niemandem verdenken, der bei dem gut gemeinten Applaus von Balkonen wütend wurde. Was sollten wir mit der Anerkennung anfangen?

Um unsere Bewohner:innen zu schützen und damit wir nicht in unlösbare Situationen kamen, wie einen Menschen mit Hinlauftendenz in seinem Zimmer einzusperren, isolierten wir uns selbst, ohne dass es von uns verlangt wurde. Wir sahen niemanden mehr, wir gingen nicht mehr raus, wir taten alles, um diese Krankheit von unserem Seniorenheim fernzuhalten. Wir alle – jede einzelne Person, die im Seniorenheim arbeitete – verhängten uns selbst Kontakt- und Ausgangssperren, weil wir das Risiko nur auf diese Weise minimieren konnten. Wir strapazierten unsere eigene mentale Gesundheit über einen sehr langen Zeitraum auf kaum zu ertragende Weise, weil wir mit Schrecken an das dachten, was sonst passieren könnte.

Ich legte mich am laufenden Band mit dem Gesundheitsamt an. Schließlich setzte dieses unsere unter größten Anstrengungen hochgehaltene Hygiene aufs Spiel, wenn es fremde Menschen für Testungen auf unsere Wohnbereiche schickte, die das Virus im Gepäck haben konnten.

Ich lebte in dieser Zeit in der ständigen Angst davor, nicht nur mich selbst anzustecken, sondern auch der Verursacher von allergrößten Schwierigkeiten und furchtbarem Leid mit häufiger Todesfolge zu sein.

Nicht nur wir Pflegekräfte, auch der Soziale Dienst stieß an seine Grenzen. Allein durch unser Aussehen in den Schutzanzügen und die veränderten Routinen entstand täglich eine große Unruhe unter den Bewohner:innen. Die psychosoziale Betreuung wurde noch wichtiger, als sie eh schon war.

Ich spreche viel von Menschen mit Demenz, weil ich hier mit Leib und Seele involviert bin. Aber es gibt ja noch viel, viel mehr hochvulnerable pflegebedürftige Menschen mit Erkrankungen, die in der Pandemie einfach nicht mitbedacht wurden. Meine Mutter beispielsweise pflegt Menschen mit Chorea Huntington. Das ist eine Erkrankung, bei der das Gehirn betroffen ist und bei der es in der Folge zu Störungen des Bewegungsapparats und zu psychischen Veränderungen mit Verhaltensstörungen kommt. Auch für diese Menschen gab es keine wirklichen Konzepte.

Also ja: Ich freute mich darüber, dass die älteren Generationen ins Zentrum der Aufmerksamkeit rückten. Aber ich war gleichzeitig unendlich wütend über die undurchdachten Maßnahmen, die so viel unnötiges Leid verursachten. Ich hörte auch Sätze wie: »Die Alten sterben doch eh bald, sie haben ihr Leben ja schon größtenteils hinter sich.«

Wie konnte jemand nur so etwas sagen? Es traf mich jedes Mal bis ins Herz. Es ging hier um Menschen! Wer hatte das Recht, darüber zu urteilen, wer genug gelebt hatte und wer nicht? Wer hatte das Recht, zu beurteilen, mit welcher Krankheit ein Leben lebenswert war und ab wann nicht mehr? Niemand!

Die Pandemie zeigte mir noch einmal mehr, wie sehr alte Menschen insgesamt in unserer Gesellschaft auf dem Abstellgleis standen. Ich bewegte mich ständig zwischen Gut und Böse. Einerseits war ich dankbar für die Aufmerksamkeit, andererseits entsetzt, was die Pandemie für Meinungen freisetzte bei manchen Menschen, von denen ich das nie gedacht hätte.

Natürlich gab es auch andere, gute und empathische Menschen. Und es gab einen Aufschrei, der mir ein wenig Hoffnung zurückgab, dass wir im Gesundheitswesen tatsächlich alle zusammenhalten können.

Pflege in Würde: Wir sind viele

Das Wochenmagazin *Der Stern* leitete eine Initiative in die Wege, die alle Pflegekräfte professionsübergreifend so richtig zusammenrücken ließ. Es wurde eine Onlinepetition mit dem Titel »Pflege in Würde« gestartet, die innerhalb von wenigen Tagen mehr als 140 000 Unterschriften einsammelte. Bekannte Gesichter der Pflege wie Franziska Böhler – oder durch meine damalige große Social-Media-Reichweite auch ich – wurden vom

Stern kontaktiert und involviert. Zudem unterstützten zahlreiche Prominente wie Guido Maria Kretschmer, Eckart von Hirschhausen oder Tobi Schlegl die Petition.

Argumentiert wurde unter anderem, dass in der Coronapandemie sichtbar wurde, wie wichtig die Pflege für unsere Gesellschaft ist. Aber auch, wie kaputt unser Gesundheitssystem ist. Dass die Regierung endlich richtig handeln müsse. Und dass wir den Weg in Richtung einer gerechten Pflege der Zukunft einschlagen müssten. Als Forderung wurden diese drei Punkte definiert:

1. Mehr Zeit für Patient:innen. Verlässliche Arbeitszeiten. Entlastung von Bürokratie. Personalschlüssel nach echtem Bedarf. Sofortiges Handeln bei Unterbesetzung.

2. Aufwertung des Berufsbildes: höhere Gehälter, Zulagen und Entlohnung von Weiterqualifizierung. Mehr Entscheidungsmöglichkeiten an Patient:innen. Bessere Karrierechancen.

3. Konsequente Abkehr von Profitdenken und ökonomischen Fehlanreizen durch eine Gesundheitsreform.

Es war diese Petition, die mir während und nach der Pandemie wieder neue mentale Kraft gab. Das ging nicht nur mir so, wir waren echt viele! »Pflege mit Würde« wurde laut *Stern* mit mehr als 330 000 Unterschriften die erfolgreichste Onlinepetition mit direktem Aufruf an den Petitionsausschuss des Deutschen Bundestages. Sie wurde mit einstimmigem Votum an die Bundesregierung weitergereicht, die sich nun damit befassen muss. In der Begründung der Petition stand an die Regierung gerichtet:

»[…] In der Coronakrise müssen wir erkennen, wie wichtig der Pflegeberuf für uns ist. Und doch ist für Pflegekräfte der Ausnahmezustand weiterhin Normalität – seit zwei Jahrzehnten. Die Politik findet keine wirksamen Gegenmaßnahmen. Warum? Weil man versucht, ein Gesundheitssystem zu reparieren, dessen Schwächen längst bekannt sind. Die Flickschusterei muss beendet werden. Dem Klatschen vom Balkon müssen jetzt Taten folgen. […]

Wir brauchen jetzt eine grundlegende Reform unseres Gesundheitssystems. Nur so werden Pflegeberufe wieder attraktiv. Nur dann werden sich junge Menschen dafür interessieren – und auch die, die aus dem Beruf geflohen sind, zurückkehren. Unser Umgang mit dem Thema Pflege entscheidet darüber, wie menschlich unsere Gesellschaft im 21. Jahrhundert bleibt. Es geht um unsere Eltern, Großeltern, Kinder, um unsere Zukunft.«[7]

In diesen Worten steckt alles, wofür ich brenne. Und wofür ich in diesem Beruf kämpfe. Warum ich vom Pflegeschüler zum Praxisanleiter wurde. Vom Praxisanleiter zur Wohnbereichsleitung. Von der Wohnbereichsleitung zur Pflegedienstleitung. Und warum ich jetzt, kurz bevor ich dieses Buch beendet habe, die Position als stellvertretende Heimleitung angenommen habe. Ich will dazu beitragen, dass Veränderungen stattfinden.

Um die Forderungen der Petition zu erfüllen, wird die Bundesregierung mit Sicherheit einige Jahre brauchen. Da mache ich mir keine Illusionen. Aber sie wird es tun müssen. Vor allem wenn wir alle – Pflegekräfte und die Gesellschaft – weiter zusammen dafür einstehen. Ich bin dabei. Sie auch?

7 https://epetitionen.bundestag.de/petitionen/_2020/_11/_11/Petition_117906.nc.html [zuletzt abgerufen 18.12.2024]

Epilog

Es ist noch gar nicht lange her, da stand ich in einem Ärztehaus und wartete auf den Fahrstuhl. Als sich die Türen öffneten, sah ich in eine ganze Reihe Augen, die zu recht angestrengt dreinblickenden Gesichtern gehörten. Der Aufzug war proppevoll, aber noch war ein bisschen Platz. Ich stellte mich also hinein, doch kaum hatte ich mich wieder umgedreht, sah ich eine ältere Frau vor dem Fahrstuhl stehen. Sie war etwas wackelig auf den Beinen und stützte sich auf ihren Rollator.

Noch bevor ich meinem Impuls folgen und wieder aus dem Fahrstuhl rausgehen konnte, quetschten sich ein paar junge Leute an mir vorbei und hielten die Türen auf. Sie geleiteten die Frau in den Fahrstuhl und drehten ihren Rollator so hin, dass sie während der Fahrt darauf Platz nehmen konnte. Sie sagten fürsorglich:

»Setzen Sie sich erst einmal hin, Sie sind ja ganz wackelig.«

»In welche Etage müssen Sie denn? Ich drücke für Sie auf den Knopf.«

Ich war sprachlos und überglücklich. Das sagte ich auch sofort: »Danke, dass es euch gibt! Dass ihr das einfach gemacht habt! Behaltet euch das bei. Ich feiere euch zu Tode!«

Das war nicht die einzige Situation, durch die mir in letzter Zeit aufgefallen ist, dass Menschen wieder mehr auf die Älteren unter uns achtgeben. Vielleicht bilde ich es mir auch ein, aber in meiner Jugend sind deutlich weniger Personen aufgestanden, wenn ein älterer Mensch in Bus oder Bahn einstieg. Heute sehe ich jedes Mal, wie gleich mehrere Leute aufspringen. Es würde mich jedenfalls wirklich freuen, wenn das ein tatsächlicher gesellschaftlicher Trend ist, den ich beobachtet habe. Einer, der dafür sorgt, dass die Älteren wieder mehr in unsere Mitte rücken.

Für die Zukunft habe ich einige Visionen, denn es gibt viel zu tun. Mahatma Gandhi sagte mal: »Sei du selbst die Veränderung, die du dir wünschst für diese Welt.« Also fange ich einfach da an, wo ich selbst bin. Für unser Haus möchte ich, so kurz nach den Erfahrungen der Pandemie, an Notfallplänen arbeiten. An Maßnahmen, die detailliert durchdacht sind und auf sensible Art umgesetzt werden können im erneuten Katastrophenfall.

Man soll den Teufel zwar nicht an die Wand malen, aber in einer Zeit, in der es so viele Naturkatastrophen und Kriege gibt, sollten wir vorbereitet sein. Es muss deshalb Notfall- und Evakuierungspläne geben, die auch solche Menschen mitbedenken, die bei der Pandemie vergessen wurden – Menschen mit Demenz beispielsweise. Und jeder muss diese Maßnahmen kennen und üben. So wie in der Schule früher regelmäßig was bei einem Feueralarm zu tun ist.

Und wo wir beim Thema Schule sind: Wie gut wäre es, wenn die Pflegeberufe dort zu einem echten Thema werden würden? Wir Pflegekräfte sagen immer: »Die Jugend muss in die Pflege kommen.« Aber wir tun nichts, um dafür Wege zu ebnen. Wir könnten aber unseren Beruf beispielsweise in Schulen vorstellen. Jede Grundschule kennt die Polizist:innen, die vorbeikommen und erklären, wie man über einen Zebrastreifen geht. Oder die Feuerwehrkräfte, die verdeutlichen, warum es beim Feueralarm so wichtig ist, nicht noch die Schultasche zusammenzupacken. Warum machen wir das nicht auch? Wie cool wäre es, wenn in der Grundschule eine Pflegekraft im Unterricht spricht und spielerisch darstellt, was mit der Oma nach einem Sturz passieren kann oder warum der Opa immer alles vergisst und ständig wegläuft. Das Ganze dann noch mal in der weiterführenden Schule. Das ist doch um Längen besser, als sich im Berufsinformationszentrum hinzusetzen und diesen Berufserfahrungstest zu machen, wo man dann oft auch recht undifferenzierte Berufsvorschläge bekommt. Wenn es durch das Schulministerium verpflichtend wäre, im Unterricht über Berufe wie die in der Pflege zu sprechen, gäbe es für Kinder und Jugendliche schon viel mehr Berührungspunkte. Möglicherweise würde das auch den oben genannten Berührungsängste vorbeugen oder ihnen zumindest früh entgegenwirken. Je mehr Verstehen und Verständnis von Anfang an für die älteren Generationen vorherrschen, desto alltäglicher wird der Umgang damit. Und die Entscheidung, einen Beruf in der Pflegebranche anzustreben, wird so vielleicht auch nicht nur von manchen getroffen, sondern irgendwann von einigen – und dann noch von ein paar mehr.

An einigen Schulen gibt es auch verpflichtende Sozialpraktika. Die Schüler:innen machen dann nicht einfach ein Berufspraktikum, sondern wählen einen sozialen Bereich wie Schulen für Kinder mit Behinderungen, Krankenhäuser oder auch Altenheime. Wie ein Mini-Zivildienst für Jugendliche. Schüler:innen, die in einer Schule für Kinder mit Behinderungen waren, haben mir berichtet, wie sie anfangs auf keinen Fall wieder dort hinwollten. Sie waren vollkommen überfordert und hatten endlose

Berührungsängste. Aber dann entwickelten sie ein Gespür für den Umgang mit körperlichen und geistigen Einschränkungen, entdeckten Seiten an sich selbst, die sie vorher nicht kannten – und am Ende wollten sie gar nicht mehr zurück in die eigene Schule, sondern das Praktikum fortführen. Beim Abschied wurden viele Tränen vergossen, weil zwischen den Praktikant:innen, den Erzieher:innen und den Schüler:innen emotionale Bande entstanden sind. Jede:r dieser Schüler:innen, die eines dieser Sozialpraktika gemacht hatten, begegneten Menschen mit Behinderungen, alten oder alten Menschen danach auf vollkommen neue Weise – nämlich zugewandt und empathisch. Wie wichtig und wertvoll ist es, in der Jugend solche Erfahrungen machen zu dürfen? Ich wäre total dafür, dass es diese Art von Praktikum in allen Schulen gibt. Vielleicht sogar mehrfach!

Eine weitere meiner Visionen schließt sich direkt an, so wie alles in der Pflegebranche eigentlich ineinandergreift. Und zwar, dass es wieder mehr Menschen gibt – junge und Quereinsteiger –, die sich für den Pflegeberuf begeistern. Dafür werde ich weiterhin die Werbetrommel schlagen, bis mir der Arm abfällt. Ich glaube, dafür habe ich ein Händchen, schließlich habe ich die Erfahrung selbst gemacht, erst voller Vorurteile zu sein, um dann den Beruf meines Lebens zu finden.

Allerdings reicht Werbung allein hier nicht aus. Es braucht Transparenz, Informationen und dann eine umsichtige Einarbeitung und Anleitung der Pflegeschüler:innen. Dazu brauchen wir einen besseren Personalschlüssel – ein Grund, warum die Onlinepetition »Pflege in Würde« so wichtig ist. An der Erfüllung der Forderungen hängt nicht weniger als unsere gesellschaftliche Zukunft.

Als die Petition eingereicht wurde, sagte der damalige Gesundheitsminister in etwa, dass Pflege in der Lage sein muss, sich selbst zu organisieren, wenn sie politische Veränderungen will. Damit hat er recht. Wir brauchen also Pflegekammern. Die gibt es zwar teilweise schon, aber innerhalb der Pflege erfahren diese leider oft sehr viel Gegenwind. Viele Pflegekräfte boykottieren beispielsweise die Arbeit der Pflegekammer bei uns in Nordrhein-Westfalen. Was ich nicht verstehen kann, denn wie sollen politische Veränderungen passieren, wenn nicht angetrieben durch uns? Und wie sollen wir diese formulieren, wenn wir kein politisches Sprachrohr haben?

Natürlich ist es auch immer eine Frage, wie etwas präsentiert wird. Dass den Pflegekräften plötzlich eröffnet wird, dass sie ab jetzt in einer Pflegekammer sein, monatlich fünf Euro dafür zahlen müssen und eine Zeitschrift vorgesetzt bekommen, ist vielleicht nicht unbedingt der ultimativ transparente Weg. Aber es ist zumindest einer. Auf mich wirkt die Arbeit der bestehenden Pflegekammern – hier meine ich natürlich besonders die Pflegekammer in NRW, weil ich hier lebe – sehr professionell, und ich setze große Hoffnungen in sie. Wichtig ist, dass wir Pflegekräfte aus allen Fachrichtungen es hinbekommen, vereint zusammenzustehen. Tun wir dies nicht, wird es auch nichts mit weiteren Veränderungen, die erst daraus entstehen können. Wenn wir alle verstehen, dass das Gesundheitswesen nur zusammen funktioniert, dann sind wir auf dem Weg zu einem unschlagbaren Gesundheitssystem.

Und schließlich gibt es noch diese Vision für eine Veränderung in unserer ganzen Gesellschaft. Was machen wir mit der Flut von neuen Demenzerkrankungen? Wer wird all die Menschen in Zukunft pflegen, die der demografische Wandel bringt? Die Lösung muss sein, Pflege neu zu denken. So wie es schon an manchen Orten geschieht, beispielsweise in Form von staatlich geförderten oder gesellschaftlich getragenen Demenzdörfern.

Ich wünsche mir aber, dass wir auch im »Kleinen« noch weitergehen. Dass wir unsere älteren Mitmenschen insgesamt mehr integrieren. Wir können nicht warten, bis Gelder für neue Seniorenheime und Konzepte bewilligt werden oder die Politik Lösungen bringt. Wir müssen als Gesellschaft darüber nachdenken, wie wir uns selbst helfen können. Wie kann ein einzelner Bezirk oder ein Ort sich um seine älteren Menschen kümmern? Oder ein einzelnes Wohnhaus? Wer kann sich zusammentun, um Nachbarschaftshilfen einzurichten? Was machen wir in Notfällen? Wie kann ich als Einzelperson meinen Nachbarn helfen, wenn ich sehe, dass sie mit der Pflege ihrer Angehörigen überfordert sind? Kann ich vielleicht mit der zu betreuenden Person eine Runde Karten spielen oder ihr etwas vorlesen, damit Zeit für ein unverhofftes Durchatmen für die Pflegenden da ist? Wie kann ich selbst am besten damit umgehen, wenn ich merke, mein Vater oder meine Mutter wird ein Pflegefall, oder was mache ich, wenn ich selbst merke, dieses und jenes klappt nicht mehr so richtig gut, kann ich mich im Vorfeld schon informieren und kluge Entscheidungen für mein weiteres Leben treffen?

Was können wir im Ehrenamt aufbauen? Können professionell Pflegende im Gemeindezentrum Basisschulungen für den Umgang mit Menschen mit Demenz anbieten?

Statt unsere eigenen Nachbarn nur oder nicht einmal vom Sehen zu kennen, müssen wir wieder mehr dazu übergehen, genau hinzuschauen und Hilfe anzubieten. So wie die jungen Leute aus dem Fahrstuhl.

Unvergesslich

Auch wenn ich nicht mehr »am Bett« arbeite und viel Zeit in einem Büro über Planungen, Budgets und Schriftstücken brüte, habe ich nach wie vor Kontakt zu unseren Bewohner:innen. Letzte Woche erst ging ich über den Flur des Wohnbereichs, als Frau Tippelkamp gerade frisch geduscht aus ihrem Zimmer kam.

»Frau Tippelkamp, Sie duften aber gut!«, sagte ich zu ihr.

»Das hat ja noch nie jemand zu mir gesagt!«, antwortete Frau Tippelkamp und strahlte übers ganze Gesicht.

Ich strahlte zurück. Während ich meinen Weg fortsetzte, musste ich immer breiter grinsen, denn hinter mir im Gang hörte ich Frau Tippelkamp zu jedem sagen, der ihren Weg kreuzte: »Er hat gesagt, ich dufte gut! Hast du gehört, ich dufte gut! Ja, das hat er gesagt.«

Mein Herz machte einen Hüpfer. Wie immer, wenn Frau Tippelkamp für unvergessliche Momente sorgt.

Noch mehr tolle Bücher

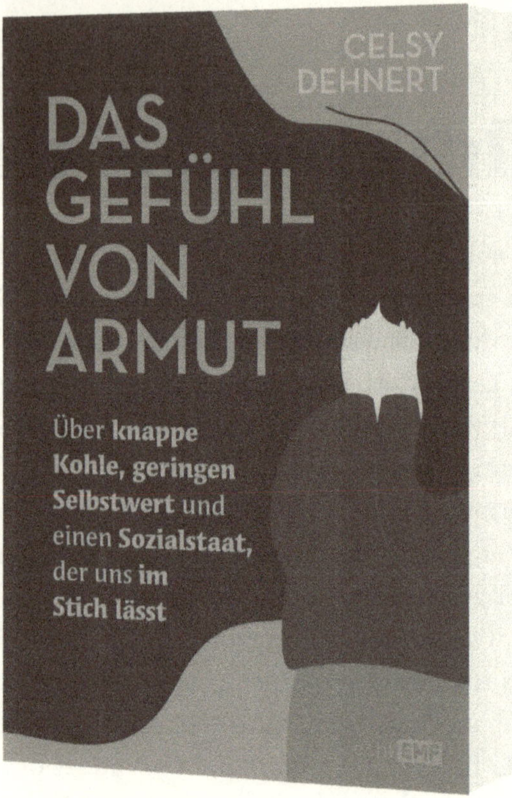

Das Gefühl von Armut

Über knappe Kohle, geringen Selbstwert und
einen Sozialstaat, der uns im Stich lässt

EUR 16,00 (D), EUR 16,50 (A)
ISBN 978-3-7459-2343-8